BIRGIT WEBER

Das HASHIMOTO *Selbsthilfeprogramm*

Mit Naturheilkunde
zu neuer Energie
und Ausgeglichenheit

THERAPIEN BEI HASHIMOTO 79

Diagnose Hashimoto

Dieses Buch richtet sich an alle Menschen, bei denen Hashimoto-Thyreoiditis diagnostiziert wurde, aber auch an deren Partner, Familienangehörige, Freunde, eben alle, die es mit dem Betroffenen dieser Erkrankung »aushalten« dürfen.

Nachdem bei mir Hashimoto festgestellt wurde, habe ich alle Schwankungen dieser Krankheit durchlaufen, Erfahrungen gesammelt, mich mit Leidensgenossen ausgetauscht, viel Wissen angehäuft und eine Menge gelernt. 20 Jahre als Arzthelferin haben mich schulmedizinisch geprägt. Diese berufliche Tätigkeit zum einen und sechs Jahre intensive Beschäftigung mit naturheilkundlichen Verfahren zum anderen – durch die Arbeit in einer Heilpraktikerpraxis sowie die Ausbildung zur Heilpraktikerin – ließen mich eine Kombination der beiden medizinischen Richtungen finden, durch die ich fast durchgehend beschwerdefrei bin.

Da ich des Öfteren von Menschen angesprochen werde, die nach Erklärungen forschen, Therapiemöglichkeiten suchen oder einfach das Gefühl brauchen, nicht allein mit ihren Ängsten und Symptomen zu sein, kam mir die Idee, meine Hashimoto-Geschichte aufzuschreiben. Um zu zeigen, wie wichtig für die Therapie auch Erfahrungen und Erlebnisse von der Kindheit bis zum Ausbruch der Erkrankung sind, fängt meine Erzählung bei null an.

Alles, was ich beschreibe und äußere, ist meine eigene Meinung oder Praxiserfahrung, auch die aufgeführten Therapien und Medikationen sind Verfahren, die mir persönlich beziehungsweise anderen Betroffenen geholfen haben. Probieren Sie es einfach mal aus.

Gute Besserung wünscht Ihnen

Birgit Weber

MEINE GESCHICHTE

Bis bei mir die Diagnose Hashimoto-Thyreoiditis gestellt wurde, hatte ich bereits sechs lange Jahre Beschwerden. Ich erzähle Ihnen hier meine Geschichte, um Ihnen zu zeigen, dass Sie begleitend zur Schulmedizin viele Möglichkeiten haben, etwas für sich zu tun. Ob es die Naturheilkunde oder einfach nur ein selbstbestimmtes Handeln im Umgang mit der Erkrankung ist: Achten Sie auf Ihren Körper und Ihre Seele.

Wie alles begann

Gerade als Kind ist man besonders sensibel. Ganz schnell hatte ich ein schlechtes Gewissen oder Angst, etwas falsch zu machen. Häufig begleitete mich das Gefühl, abgelehnt zu werden. Erst viel später erfuhr ich, dass dies meine Neigung zu Hashimoto wohl verstärkt hatte.

»Entschuldigung!«

Angefangen hat alles vor 40 Jahren, als ich zum vorübergehenden Entsetzen meiner Eltern das Licht der Welt als Mädchen erblickte – laut Arzt sollte ich ein Junge werden. Hineingeboren in ein liebevolles, behütetes, aber auch strenges Elternhaus, erlebte ich herbe Enttäuschungen während meiner gesamten Kindheit. Vor allem die sogenannten Freunde benutzten mich, wie ich im Nachhinein feststellen durfte, gern für ihre Streiche, Hänseleien und wann immer sie jemanden brauchten, über den sie sich lustig machen konnten. Ich traute mich nicht aufzubegehren, zu widersprechen, meine Meinung zu sagen oder mich in der einen oder anderen Art zu wehren. Das Thema des ständigen schlechten Gewissens und Entschuldigens für alle möglichen und unmöglichen Gegebenheiten sollte über viele Jahre hinweg mein ständiger Begleiter sein.

Zwischen Hoffnung und Angst

Allerdings hatte ich auch Glück, denn ein oder zwei Freunde hielten dann doch zu mir und in meiner Mutter und Großmutter fand ich immer gute Zuhörerinnen und Trösterinnen. Wenn auch die Tipps, die sie mir gaben, von mir nicht umgesetzt werden konnten, denn dann hätte ich ja widersprechen oder mich wehren müssen. So versuchte ich weiterhin, es allen Menschen, die mir über den Weg liefen, recht zu machen, sah nur das Gute in den Menschen und hoffte auf positive dauerhafte Aufmerksamkeit.
Ich entwickelte allerdings eine gewisse Angst vor Autoritätspersonen. Während der Schulzeit betraf dies hauptsächlich Lehrer. Später brachten mich vor allem sämtliche Prüfer, egal welcher Fachrichtung, regelrecht zum Schlottern.
In meinem ersten Lebensjahrzehnt hatte ich die gängigsten Kinderkrankheiten durchlaufen. Zusätzlich wurde ich gegen alle möglichen weiteren Erkrankungen geimpft.

»In Deckung bleiben«

Meine Versagensängste waren sehr groß, und natürlich traute ich mich auf gar keinen Fall zu widersprechen oder gar meine Meinung zu äußern. Immer schön still sein, nur nicht auffallen.

Parallel dazu machte sich meine Periode regelmäßig mit heftigen Unterleibskrämpfen und Übelkeitsattacken bemerkbar, so dass ich letztendlich die Pille verschrieben bekam – mein erster Kontakt mit künstlichen Hormonen. Ansonsten empfand ich mich, bis auf die eine oder andere Erkältung, einhergehend mit Heiserkeit und kurzzeitigem Stimmverlust, als gesund. Dies alles waren bereits Hinweise für Hashimoto, was mir damals leider noch nicht bewusst war.

Eine unmögliche Partnerschaft

Kaum 18 geworden, zog ich mit meinem damaligen Freund nach München. Anfänglich nahm ich das Alkoholproblem, das er offensichtlich hatte, nicht ernst. Ich wünschte mir doch so sehnlichst, dass alles klappte. Mein Wunsch war vergebens, die Alkoholprobleme meines Partners waren für mich sehr schwierig. Er wurde, je mehr er getrunken hatte, immer aggressiver. Irgendwann fühlte ich mich nicht mehr sicher vor seinem Zorn. Ich suchte Rat bei seiner Familie und bekam den Tipp, jetzt zu ihm zu halten, stillzuhalten, für ihn da zu sein und ihm in seiner schweren Lage beizustehen. Er würde es mir später sicher danken. Ich hatte Angst. Angst um mich, Angst, allein klarkommen zu müssen, Angst davor, wieder zurück aufs Land zu ziehen und den Spott der Leute aushalten zu müssen. Als mein Partner eines Morgens, kurz bevor ich zur Arbeit ging, völlig betrunken nach Hause kam, mir noch ein paar Schuldzuweisungen und Beschimpfungen mit auf den Weg gab, war es mir endlich zu viel. Versagen hin oder her, die Verletzungen saßen tief, zu tief, ich wollte nichts anderes als meine Ruhe, irgendwie raus. Ich beendete die Beziehung. Zum Glück hatte ich Freundinnen, die mir den nötigen Trost und Halt in dieser Zeit gaben. Mir war damals nicht klar, dass die Angst und das Stillhalten meine Hashimoto-Neigung verstärkten.

Neuer Lebensmut

Zurück in Oberfranken – in München konnte ich mir das Leben von meinem damaligen Gehalt allein nicht leisten –, bezog ich eine nette kleine Wohnung in einem Haus voller junger, dynamischer, sympathischer Leute. Ich fühlte mich sofort wohl. Bei einem Ärztepaar, das sich neu niedergelassen hatte, fand ich Arbeit und Anerkennung. Mein sehnlichster Wunsch war Ruhe und Erholung. Ich vergrub mich in meiner Wohnung und freute mich auf die Arbeit. Zufällig waren meine Nachbarn Bekannte aus früheren Jahren, die nicht lockerließen, bis ich ab und zu mit ihnen etwas unternahm. Aus ab und zu wurde öfter, wurde oft, ich erholte mich.
Der Ernst machte dem Gefühl der Lebensfreude Platz. Ich ging viel zum Sport und genoss die Zeit mit Freunden. Einer dieser Freunde wurde ein sehr enger Freund, ganz langsam entwickelte sich mehr als Freundschaft. Aus tiefer Freundschaft entstand eine ganz besondere Liebe, dank ihr durften meine Wunden heilen.

Man hörte mich nicht

Ein typisches Verhalten, das viele Hashimoto-Betroffene kennen, ist Stillhalten. Möglichst vorsichtige Formulierungen werden gewählt, um das Gegenüber nicht in Rage zu bringen. Als es bei uns an die Hochzeitsvorbereitungen ging, habe ich zum ersten Mal in meinem Leben bewusst den Mund aufgemacht. Allerdings vertrat ich meinen Standpunkt viel zu zaghaft, er wurde nicht beachtet.

Das Leben ist schön

Einige Zeit nach unserer Hochzeit hatte mein Mann eine nette Wohnung für uns in München gefunden. Jetzt wurde es ernst und ich musste all die Menschen verlassen, die mir sehr gut getan und mir Halt gegeben hatten. Andererseits war das Gefühl sehr stark, dass jetzt alles stimmte und ich glücklich werden würde. Mal war ich voller Vorfreude, mal zweifelte ich.

Dann wurde ich krank. Seitenstrangangina lautete die Diagnose. Kaum hatte ich diese überwunden, bekam ich keinen Ton mehr heraus, meine Stimme war komplett weg, eine Kehlkopfentzündung. Beteiligt war wohl das Pfeiffersche Drüsenfieber, das sagte zumindest die Blutuntersuchung. Doch rechtzeitig zum Umzug nach München war ich wieder fit.

1997 wurde ich schwanger, wir freuten uns riesig. Während der Schwangerschaft nahm ich die übliche Dosis Jodtabletten ein, mir war kaum übel, bis auf den einen oder anderen Ohnmachtsanfall ging alles glatt. Die Entbindung verlief ohne Probleme, auch das Stillen klappte auf Anhieb, ich war wahnsinnig glücklich und stolz und freute mich einfach nur auf ein Leben zu dritt.

Das Auf und Ab im Mutteralltag

Die Sandkastengespräche fand ich anfangs sehr unterhaltsam – es war ja alles neu –, später eher anstrengend, da es doch immer das Gleiche war. Als Ausgleich ging ich zwei halbe Tage pro Woche arbeiten. Da war es wieder, das schlechte Gewissen, irgendwie hatte ich das Gefühl, mein Mann fühlte sich im Stich gelassen, ich hätte jetzt Spaß, während er seine Arbeits- und Freizeit nach mir ausrichten musste. Das ging mir vor allem so, wenn ich mich mit Freunden ab und zu einmal ohne Mann und Kind verabredete.

Im Herbst 2000 wurde ich wieder schwanger. Mein Sohn konnte es kaum erwarten, endlich ein Geschwisterchen zu bekommen, und mein Mann rang mit sich, ob es sich jetzt vielleicht lohnen würde, in eine Autorennbahn zu investieren.
Meine zweite Schwangerschaft verlief, bis auf die Ohnmachtsneigung, genau wie die Entbindung selbst, komplikationslos. Auch in dieser Zeit wurde mir die übliche Dosis Jod verschrieben, die ich regelmäßig einnahm. Nachdem ich abgestillt hatte, entschied ich mich erneut für die Pille, die ich auch zwischen den Schwangerschaften gut vertragen hatte. Diesmal musste ich verschiedene Präparate ausprobieren, bis eines gefunden wurde, das ich gut vertrug.
In dieser Zeit, in der die Kinder erst kurz auf der Welt waren, geriet ich immer wieder an meine Grenzen im Hinblick auf die Verwandtschaft. Leider hatte ich ständig zu kämpfen und musste mich andauernd rechtfertigen für meine Ansichten. Um was auch immer es ging, Stillen, an die frische Luft gehen, Auto fahren, Kleidung, Süßigkeiten, ja sogar die Frage, ob ein drei Wochen altes Baby auf den Mund geküsst werden darf oder nicht, bot Stoff zur Diskussion.

Alles ganz normal?

Hormonumstellungen in den Schwangerschaften, mögliche Jodüberdosierungen, die Anstrengungen mit zwei kleinen Kindern und der zwischenmenschliche Stress machten mir damals keine Sorgen. Dass dies alles Auslöser von Hashimoto sein können, wusste ich zu diesem Zeitpunkt noch nicht.

Hashimoto kündigt sich an

Vorboten für Hashimoto gibt es zahlreiche. Leider werden sie häufig als aufeinanderfolgende Einzelerkrankungen und nur selten im Zusammenhang gesehen. Auch ich hatte lange Zeit mit vielen verschiedenen Symptomen zu kämpfen.

Die Lage spitzt sich zu

Dezember 2003. Im Kindergarten meines Sohnes grassierten die Windpocken. Meinen Fünfjährigen hatte es richtig erwischt. Er hatte die Pusteln überall, in der Nase, den Ohren, an den unmöglichsten Stellen. Der Ausschlag war so großflächig, dass ich die verschriebene Lösung mit einem Schwamm auftrug. Immer dann, wenn der große Bruder weinte, fing die Zweijährige ebenfalls an zu weinen. Ich war gestresst, hatte die Lage aber noch im Griff.

Eine Woche darauf, mein Sohn hatte das Schlimmste überstanden, klagte mein Mann über ein komisches Gefühl insgesamt und bekam Fieber. Er fühlte sich so schlecht, dass er sich ins Bett legen musste. Am nächsten Tag waren die ersten roten Pünktchen auf seinem Rücken zu sehen. Zum gleichen Zeitpunkt bekam unsere Tochter Fieber und ebenfalls Ausschlag. Nun war es passiert, der Totalausfall aller Familienmitglieder außer mir! Mein Sohn durfte noch nicht wieder in den Kindergarten, meine Kleine konnte ich nicht bei ihrem Papa zum Aufpassen lassen, der Papa konnte genausowenig mit seiner Tochter allein bleiben. In die Arztpraxis durften alle drei nicht hinein. Das war eine unglaubliche Herausforderung, dazu kam die Sorge um meinen Mann, dem es schlechter und schlechter ging. Einmal täglich kam der Arzt vorbei, um nach ihm zu sehen. Der Rat des Doktors war, die Windpocken abwartend und achtsam zu überstehen. Ende Januar ging es dann langsam wieder aufwärts.

Mein Körper wehrte sich bereits

Auch in meinem Fall wurde von den verschiedenen Erkrankungen keine Verbindung zu Hashimoto hergestellt. Den inzwischen jährlichen Kehlkopfentzündungen, Seitenstranganginen sowie dem vorübergehenden Engegefühl in der Brust, verbunden mit Herzstolpern nach vermehrter körperlicher Anstrengung, schenkte ich zu diesem Zeitpunkt noch keine große Beachtung. Ist eben Stress, dachte ich. Der Aha-Effekt kam erst viel, viel später. Mein Körper war mit der Aufmerksamkeit, die er forderte, allerdings um einiges früher dran.

Meine Verlustängste werden riesengroß

Die Verlustangst, die ich in diesen Wochen der Krankheit meiner Familie mit mir herumtrug und aushalten musste, war allerdings unbeschreiblich. Streckenweise hatte ich wirklich richtige Angst, mich würden jetzt gleich alle verlassen.
Wir waren gerade auf dem Weg der Erholung, jeder in dem für ihn nötigen Bereich, als ein Ereignis mich komplett aus der Bahn warf. Gute Freunde von uns, die ich schon sehr lange kannte, traf das Schicksal besonders hart. In einem schweren Sturm kam bei einem tragischen Verkehrsunfall unser lieber Freund auf dem Nachhauseweg ums Leben. Wir waren von den Einzelheiten und der Tragik dieses Unfalls völlig geschockt. Ich versuchte meiner Freundin zur Seite zu stehen, fühlte gleichzeitig ihren Schmerz und kämpfte dabei mit meiner eigenen Trauer, die mich tief ergriffen hatte. Meine Kinder fragten immer wieder nach dem Papa von ihren Freunden. Während der einfühlsamen, schwierigen Erklärungsversuche kullerten bei uns allen ständig die Tränen.
Diese Verkettung von vielen verschiedenen Geschehnissen führte zu meinem gesundheitlichen Zusammenbruch.

Ständig in Sorge um die anderen

Angst, Sorge, Trauer und Stress bringen das gesamte Körpersystem durcheinander. Das war bei mir nicht anders. Auf mein eigenes Wohlergehen achtete ich kaum. Eins habe ich dabei natürlich nicht bedacht: Der Körper holt sich, was er braucht.

Mein Körper zieht die Notbremse

Anfänglich empfand ich mich überhaupt nicht als geschwächt, ich ging meinem Alltag nach, ebenso wie vor dieser ereignisreichen Zeit. Natürlich war ich müde und froh, wenn ich mich hinsetzen konnte und nicht mehr großartig aus dem Haus musste. Mein täglicher Gang, morgens zu Fuß mit Töchterchen im Buggy meinen Sohn in den Kindergarten zu bringen, dauerte hin und zurück ungefähr eine Stunde. Nachdem ich mit der Kleinen gespielt, aufgeräumt und gekocht hatte, machte ich mich wieder auf den Weg, meinen Sohn abzuholen. Ich hatte somit täglich Bewegung an der frischen Luft und, so sagte ich mir, genügend Grund, abgeschlagen und dadurch auch genervt zu sein.

Alles wird schwarz

An einem sonnigen Frühlingstag, es war wohl irgendwann Mitte März 2004, hatte ich mit meinem Sohn einen Augenarzttermin. Irgendwie war mir an diesem Tag schon nicht so gut. Ich legte mich während des Mittagsschlafs meiner Tochter mit hin. Danach würde es bestimmt wieder gehen, wie meistens, so dachte ich. Am Nachmittag machten wir uns also zu dritt auf den Weg zum Bus. An der Bushaltestelle merkte ich, wie ein wackeliges Gefühl in mir hochkroch. Dieses Gefühl kannte ich, es war während meiner Schwangerschaften vorgekommen, bevor ich ohnmächtig wurde, es war das gleiche Gefühl. Da stand der Bus auch schon vor uns. Ohne zu überlegen schnappte ich mir die Kinder und stieg ein. Ich stand mit dem Buggy, in dem meine Tochter saß, im hinteren Bereich des Busses, während mein Sohn sich weiter vorn auf einen freien Platz setzte. In Gedanken kämpfte ich ausschließlich mit der Angst, ohnmächtig zu werden. Tatsächlich wurde es immer schlimmer. Irgendwie stehen bleiben, die Kinder, wir müssen gleich aussteigen, ich darf nicht umfallen – meine Gedanken rasten, ich war voller Angst und Panik. Dann wurde alles schwarz.

Der Blutdruck war im Keller

Es kann nicht lange gedauert haben, denn als ich wieder etwas sah, saß ich halb auf einem Sitz, meine Kinder hatten nichts mitbekommen und die Haltestelle lag noch vor uns, dafür zitterte ich am ganzen Körper. Den restlichen Weg zum Augenarzt sind wir gejoggt. Kreislauf wieder in Schwung bringen war meine Devise. In der Praxis angekommen, bot mir die Arzthelferin Kreislauftropfen an. Bevor ich diese nehmen konnte, war mir schon wieder schwarz geworden. Diesmal lag ich im Wartezimmer auf einer Bank; auch jetzt konnte es nicht lange gedauert haben. Ich bekam die Kreislauftropfen, worauf es nicht wirklich besser ging, zu groß war die Angst um die Kinder. Ich erklärte ihnen, sie sollten auf alle Fälle im Wartezimmer bleiben, egal was passiert, und rief meinen Mann an, der zum Glück auch gleich kommen konnte, um uns abzuholen.

Keine Hilfe vom Arzt

Nachdem ich nicht mehr aufhören konnte zu zittern, mir übel war und ich richtig Angst hatte, bekam es auch mein Mann mit der Angst zu tun und schaffte mich zum Internisten. Mein Blutdruck war mit 70/50 sehr, sehr niedrig. Dieser Wert sollte sich die nächsten Wochen nicht erhöhen, zusätzlich begleitete mich ein Gefühl der permanenten Übelkeit. Selbst während ich beim Arzt war, hatte ich dieses Druckgefühl im Hals. Allerdings schloss ich mich seiner Meinung an und machte den niedrigen Blutdruck dafür verantwortlich. Da der Arzt nichts weiter feststellen konnte, fuhren wir mit einem Kreislaufmittel in der Tasche wieder heim.

Die restliche Woche nahm die Nachbarin meinen Sohn mit in den Kindergarten und brachte ihn nach Hause. Ich traute mir, zum ersten Mal in meinem Leben, einen halbstündigen Spaziergang nicht zu. Als es mir die Woche darauf nach wie vor nicht wirklich gut ging und zusätzlich noch Verdauungsprobleme aufgetreten waren, konsultierte ich erneut den Internisten. Er konnte es sich nicht erklären. Der Blutdruck würde schon wieder steigen, ich solle mich einfach mehr bewegen. Konnte ich aber nicht.

Die Angst als ständiger Begleiter

So langsam wuchs meine Angst. Jeden Infekt hatte ich bisher innerhalb von höchstens zwei Wochen überstanden, mein Kreislauf machte allerdings überhaupt keine Anstalten, sich zu erholen. In der folgenden Woche raffte ich mich also auf, der Arzt hatte gesagt, ich solle mich bewegen. Ich spazierte wieder mit den Kindern in Richtung Kindergarten. Meine ständigen Begleiter: Kreislauftropfen, eine Flasche Cola, andauernde Übelkeit, Schwindel sowie die Angst, umzufallen. Tatsächlich rutschte mir in unregelmäßigen Abständen der Kreislauf zwar weg, doch dank des Kreislaufmittels, an das ich mich klammerte, wenn ich unterwegs war, wurde ich nicht mehr ohnmächtig. Das Angstgefühl wurde jedoch immer schlimmer.

Nur noch ein winziger Aktionsradius

Durch die Beschwerden wurde ich derart eingeschränkt, dass es mir schier unmöglich war, allein mit meinen Kindern etwas zu unternehmen. So kaufte ich mir auf Anraten meines Arztes ein Messgerät, um den Blutdruck täglich zu kontrollieren. Ich wollte etwas Sicherheit. Über einen Wert von 90/65 kam ich nicht hinaus. Da mir ständig übel war, konnte ich nicht sehr viel essen und ver-

lor einiges an Gewicht. Durch das unvorhersehbare »Wegrutschen« meines Kreislaufs wuchs meine Angst, ohnmächtig zu werden, so stark an, dass ich mir nicht mehr zutraute, längere Strecken allein mit den Kindern zu gehen.
Der tägliche Gang auf den Spielplatz im Hof beziehungsweise zur Spielgruppe meiner Tochter im Ort, die Kreislauftropfen immer in der Hosentasche, waren das Äußerste, was ich mir zutraute. Unter dieser Situation hatte nicht nur ich zu leiden, auch meine Kinder und mein Mann waren völlig verunsichert. Keiner wusste, was los war, hatte ich bisher doch immer einwandfrei »funktioniert«.

Abgeschoben in die Psycho-Ecke

Eines Tages, es muss so Mitte Mai gewesen sein, empfahl mir meine Nachbarin, doch eine Mutter-Kind-Kur zu beantragen. Die Idee fand ich ganz gut. Ich besorgte mir die Formulare und machte mich hoffnungsvoll auf den Weg zu meinem Arzt. Dieser schaute mich sehr erstaunt an und fragte mich, was er da hineinschreiben solle, ein niedriger Blutdruck allein wäre doch kein Grund für eine Kur. Er könne bei mir keinerlei Erkrankung feststellen, er habe eine allgemeine Blutuntersuchung (keine Untersuchung der Schilddrüsenwerte zu diesem Zeitpunkt) durchgeführt, EKG sei in Ordnung, die körperliche Untersuchung (Herz und Lunge abhören, Bauch abtasten) zeige keinen pathologischen Befund, und so schnell sterbe man nun auch wieder nicht.
Nach einigem Hin und Her – ich traute mich wieder einmal nicht fordernd aufzutreten, kam wohl eher kleinlaut rüber – riet mir der Arzt, einen Psychotherapeuten aufzusuchen, da ich ja offensichtlich als Mutter zweier kleiner Kinder ziemlich überfordert sei. Da hatte ich meine Antwort, eine Lösung war das für mich nicht.

Zur Abwechslung mal ein erhöhter Blutdruck

Ich fuhr so aufgebracht und verzweifelt nach Hause, dass mir zum ersten Mal seit Wochen wohl wegen eines erhöhten Blutdruckes schwindlig und übel war. Auf meinem Antrag für die Mutter-Kind-Kur stand als Diagnose irgendwas von psychovegetativem Überforderungssyndrom mit erniedrigtem Blutdruck. Ich war erst mal zwei Tage damit beschäftigt, mich mit dem Gedanken auseinanderzusetzen, dass ich als Hypochonderin und Hysterikerin abgestempelt war. Nachdem ich mich wieder beruhigt hatte, ließ ich den Antrag von meinem HNO-Arzt ausfüllen. Dieser hielt das für eine ganz gute Idee, da ich regelmäßig wegen verschiedener Erkrankungen bei ihm in Behandlung war. Letztendlich wurde der Antrag mit der Begründung abgelehnt, dass am Wohnort genügend Behandlungsmöglichkeiten bestünden.

Keiner sah die Summe der Symptome

Mir war unbegreiflich, wieso niemand meine Ängste in Verbindung mit Globusgefühl, Übelkeit, niedrigem Blutdruck, Gewichtsverlust, Engegefühl in der Brust, Herzrasen sowie Herzstolpern auch in Ruhe, ständigem Schwindel und Neigung zu Ohnmachtsanfällen irgendeinem Leiden zuordnen konnte. So langsam zweifelte ich selbst an meinem Verstand. Dabei ist es gar nicht so schwer, einen Zusammenhang zwischen den einzelnen Symptomen herzustellen und dann noch die Verbindung zu Hashimoto zu sehen, wenn man es ganzheitlich betrachtet und ernst nimmt.

Hoffnungs-schimmer Naturheilkunde

Beschränken Sie sich nicht nur auf die Schulmedizin, nutzen Sie auch die Möglichkeiten, die Ihnen die Naturheilkunde bietet. Aus eigener Erfahrung kann ich Ihnen nur empfehlen, beide Richtungen zu kombinieren. Sie werden sich schon bald viel besser fühlen.

Ein Strohhalm

Endlich gab ich dem Drängen meines Mannes nach und machte einen Termin bei einem Heilpraktiker, der uns empfohlen worden war. Mein Mann war bei diesem Therapeuten bereits in Behandlung gewesen und sehr zufrieden mit seiner Vorgehensweise.
Nach wie vor sträubte sich etwas in meiner schulmedizinischen Grundüberzeugung, denn in der langjährigen Tätigkeit in den ver-

schiedensten Arztpraxen hatte ich so einige negative Erfahrungen im Hinblick auf das Heilpraktikerwesen gemacht. Doch letztendlich half mir die Schulmedizin im Moment rein gar nicht weiter und konnte auch keinen effizienten Therapievorschlag machen. So beschloss ich, offen für Neues zu sein und mich auf eine naturheilkundliche Behandlung einzulassen.
Was bisher für mich unvorstellbar gewesen war, sollte mein komplettes Leben verändern. Bis heute würde mich interessieren, welche Gedanken sich unser Heilpraktiker machte, als er mir zum ersten Mal begegnete, hatte mein Mann ihm doch schon öfter von meiner Situation und meiner äußerst skeptischen Haltung berichtet. Als ich bei ihm war, war ich so verzweifelt, ich hätte vom Fleck weg alles geschluckt ohne zu fragen, wenn es nur etwas helfen, irgendeines der Symptome, die mich plagten, verringern würde.

Überraschend systematische Vorgehensweise

Nach einem ausführlichen Gespräch, der Untersuchung mittels eines Irisdiagnosegeräts und weiteren kurzen Untersuchungen wurden der Urin sowie die mitgebrachten Befunde begutachtet. Erstaunt und zugleich interessiert ließ ich mich auf die vorgeschlagenen Behandlungen ein, traf der Heilpraktiker doch so manches auf den Punkt. Er empfahl mir eine sanfte Sportart, die ich regelmäßig und in meinem eigenen Tempo ausüben könne. Vor allem aber bat er darum, einige weitere Blutuntersuchungen durchführen zu lassen, bevor er sich auf eine endgültige Diagnose festlegte. Damit hatte er mich gefesselt. Mein Bild vom Heilpraktiker war komplett umgekrempelt worden.
Als ich die Praxis verließ, hatte ich zum ersten Mal seit langem das Gefühl, ernst genommen, angenommen und vor allem gut aufgehoben zu sein. In meiner Tasche steckte ein Zettel, auf dem

die gewünschten Blutuntersuchungen standen: freies T3, freies T4, TSH, TPO-Antikörper, Trak-Antikörper, EBV-Virus (Erreger des Pfeifferschen Drüsenfiebers), Herpes-Simplex-Virus. Von der Hälfte dieser Werte hatte ich als Arzthelferin bis dahin noch nie im Leben gehört. Das war mir wirklich so richtig peinlich.

Noch einmal Schulmedizin

Dass dies doch nicht so peinlich war, wie ich dachte, merkte ich zwei Tage später, als ich in der Arztpraxis auf dem Laborstuhl saß. Ja, ja, man könne, wenn mir so viel daran läge, schon noch mal eine Blutuntersuchung durchführen, so die Auskunft.
Untersucht wurden letztendlich EBV-Virus (zu hoch), T3 und T4 (normal), für die Hashimoto-Thyreoiditis sind allerdings fT3 und fT4 (f = frei) aussagekräftig, Herpes-Simplex-Virus (erhöht) und TPO-Antikörper (viel zu hoch). Nach diesen neuen Ergebnissen sollte ich einen Termin bei meinem Internisten machen, um die Werte zu besprechen. Ein Hoffnungsschimmer, jetzt hätten wir die Ursache gefunden. Ich war sehr, sehr zuversichtlich.

Trügerische Hoffnung

In dem Gespräch mit dem Internisten wurde mir mitgeteilt, dass ich wohl einmal Pfeiffersches Drüsenfieber gehabt haben musste, dies aber für meinen derzeitigen Zustand keine Rolle spiele. Die Schilddrüsenwerte seien zwar in der Norm, die TPO-Antikörper würden auf eine leichte Entzündung der Schilddrüse hinweisen, die momentan allerdings nicht behandlungsbedürftig wäre. Bei der Verabschiedung wurde ich noch gefragt, ob ich denn inzwischen in psychotherapeutischer Behandlung sei. Diese Verabschiedung sollte endgültig gewesen sein.

Stimmt was nicht mit meinem Kopf?

Die meisten Hashimoto-Betroffenen kennen ihn: den Zweifel. Den Zweifel daran, ob man am Ende verrückt ist, ob man sich alle Beschwerden vielleicht nicht doch nur einbildet oder ob es nicht besser wäre, einfach aufzugeben. Es ist ein unbeschreibliches Gefühl, wenn man anfängt, an seinem Verstand zu zweifeln, und glaubt, man bilde sich alles nur ein und alles würde besser werden, wenn man die richtige Therapie fände.

Zu allem bereit

In völliger Verwirrung fuhr ich nach Hause, fest entschlossen, jede Hilfe anzunehmen, die ich bekommen konnte. Ich meldete mich zu einen Tai-Chi-Kurs an, faxte die Laborergebnisse meinem Heilpraktiker und machte einen Termin bei einer psychotherapeutischen Beratungsstelle. Die zuständige Psychotherapeutin holte mich wieder auf den Boden zurück, gab mir Mut, Hoffnung und bat mich, nicht aufzugeben. Sie entließ mich mit der Empfehlung, erst einmal das gesamte körperliche Erscheinungsbild abklären zu lassen. Dringenden Psychotherapiebedarf sah sie im Moment nicht, bot mir aber an, wenn sich die Beschwerden etwas gelichtet hätten und ich noch Bedarf an Unterstützung hätte, wiederzukommen. Dann könnten wir gemeinsam besonders hartnäckige Problemfelder aufarbeiten. Dieses Gespräch beruhigte mich ungemein und half mir, daran zu glauben, dass mit meiner Psyche doch noch alles so weit in Ordnung ist.

Endlich konnte ich etwas tun

Tags darauf telefonierte ich mit dem Heilpraktiker, um ihm Bericht zu erstatten. Er meinte nur, dass er mit einem positiven Blutergebnis gerechnet hätte, aber nicht damit, dass gleich alle Laborwerte erhöht wären. Es wurde ein längeres und sehr informatives Gespräch, in dem auch die Diagnose Hashimoto-Thyreoiditis gestellt wurde. Ich fühlte mich aufgehoben und gut versorgt. Endlich konnte ich etwas tun.

Erste positive Versuche mit Naturheilmitteln

Ich fing an, Bücher über Homöopathie zu lesen, Vorträge zu naturheilkundlichen Themen zu besuchen und passte genau auf, wann mein Chef bei welchen Symptomen pflanzliche Mittel verabreichte. Meine Herzsymptomatik stabilisierte sich dank verschiedener homöopathischer Mittel zusehends. Zusätzlich bekam ich das Spurenelement Selen von meinem Heilpraktiker verordnet. Dies vertrug ich sehr gut, und mein allgemeines Wohlbefinden verbesserte sich daraufhin etwas. Ein kleiner Schritt in die richtige Richtung. Aufkommende Erkältungen sowie andere körperliche Symptome behandelte ich von jetzt an mit naturheilkundlichen Mitteln. Schwierig war es, die einzelnen Symptome einzuordnen, nie wusste ich, ob die Ursache bestimmter Beschwerden in der Schilddrüse oder in einer anderen Erkrankung lag. Ich bekam Tabletten auf pflanzlicher Basis gegen den Schwindel. Von Zeit zu Zeit drohte mir noch immer der Kreislauf wegzurutschen, dagegen bekam ich Kreislauftropfen und Globuli. Insgesamt stabilisierte sich mein Gesundheitszustand, der Schwindel ließ nach, der Kreislauf blieb stabil, das Herzstolpern nahm zusehends ab, und der Blutdruck hatte sich bei 110/70 eingependelt, was für mich absolut in Ordnung war. Insgesamt beruhigte sich die Lage also etwas.

Die Angst war geblieben

Schwankungen der Schilddrüsenhormone wirken sich auf das gesamte körperliche, aber auch auf das psychische Befinden aus. Das wird häufig unterschätzt. Ich spürte es daran, dass es mir trotz aller Versuche einfach nicht richtig gut ging. Stets begleitete mich die Angst, in Ohnmacht zu fallen, besonders schlimm, wenn ich mit den Kindern allein unterwegs war. Ab und an hatte ich Bauchschmerzen, leichte Unterleibskrämpfe, die in unregelmäßigen Abständen kamen und gingen, häufiger plagten mich Bindehautentzündungen, dazu kamen Zahnprobleme.
Unerklärlicherweise starb mir einfach der Nerv eines Zahnes ab, ohne dass dieser Karies hatte. Vermutet wurde ein Riss bis in den Zahnhals. Schilddrüsenhormone waren mir noch keine verschrieben oder empfohlen worden. So verbrachte ich den Sommer 2004 in einem Chaos der Gefühle, zwischen erträglichen Wehwehchen, Angstzuständen und Hoffnungsschimmern auf Gesundheit.

So kann es nicht weitergehen

Menschen, die an Hashimoto erkrankt sind, sehen nicht krank aus. Sie funktionieren immer irgendwie. Das lässt Familie, Freunde und Kollegen glauben, es gehe ihnen gut. Ein Trugschluss. Ich zweifelte an mir und meinem Gesundheitszustand, traute mich aber nicht, es meiner Familie zu erzählen, ich wollte niemanden beunruhigen. Sehr schnell war ich genervt und ständig gereizt, bis meine Aufmerksamkeit sich schließlich, wenn ich unterwegs war, nur noch um mich und meine Gesundheit drehte.

Körper und Seele therapieren

Bei Hashimoto-Thyreoiditis leidet man häufig nicht nur unter körperlichen Beschwerden. Schenken Sie deshalb auch Ihrer Seele Aufmerksamkeit und gönnen Sie sich regelmäßig eine Auszeit. Hören Sie auf Ihr Gefühl und schrecken Sie nicht davor zurück, sich Hilfe zu holen.

Eine glückliche Begegnung

Ich traf eine frühere Freundin wieder, die ich kurz vor der Diagnosestellung aus den Augen verloren hatte. Wir unterhielten uns lange, sie erinnerte sich, dass mir immer so übel und schwindelig gewesen war, und fragte mich, wie es mir inzwischen ergangen sei. Als ich ihr von dem Hashimoto erzählte, stöhnte sie kurz auf, bei ihr war die »Schwestererkrankung« Morbus Basedow diagnosti-

ziert worden. Da sie in einer großen Klinik mit Schilddrüsenambulanz arbeitete, war sie schulmedizinisch voll informiert und gut versorgt. Auch sie hatte Höhen und Tiefen der Erkrankung durchlebt. Von jetzt an hielten wir Kontakt, trafen uns regelmäßig und stärkten uns gegenseitig, wenn es nötig war.
Auf die Frage, wie denn meine Blutwerte seien, konnte ich nichts antworten, denn diese waren seit der Diagnose nicht mehr untersucht worden. Ich hatte keiner Arztpraxis mehr einen Besuch abgestattet. So brachte mich meine Freundin in die Schilddrüsenambulanz, in der sie arbeitete und in der sie auch aufgrund ihrer eigenen Erkrankung bekannt war.
Sie überzeugte mich, dass es wichtig sei, in meinem Zustand schulmedizinisch einzugreifen. Meine Werte wurden kontrolliert, alle die nötig waren, die richtigen, ohne Diskussion. Ich war beeindruckt. Die Ärzte ebenfalls. Meine Werte waren so schlecht, dass sich der Professor selbst Zeit für mich nahm.

Panik statt Angst

Es ist wirklich schwer zu beschreiben, wie man aufatmet, wenn man sich endlich angenommen und verstanden fühlt, es einem dabei aber total schlecht geht und man von einem Angstzustand in den nächsten rutscht. Langsam ließ ich mich wieder auf die Schulmedizin ein. Jetzt wurde ich vom Professor selbst behandelt. Doch leider gingen die Ängste in Panikattacken über, noch bevor ich die Schilddrüsentabletten T4 ein paar Tage eingenommen hatte. Es war Sommer, die Sonne schien, es war hell, die Kinder gut drauf, ich selbst war wie gelähmt. Meine Gedanken kreisten von »Ich kann nicht« bis »Ich muss«, irgendwie schaffte ich es gerade noch, Tag für Tag alles, was anfiel, zu bewältigen.

An einem dieser Tage begegnete ich einer ehemaligen Arbeitskollegin, deren Mann Psychotherapeut ist, sie waren in unsere Nachbarschaft gezogen. Wir unterhielten uns eine Weile und sie bot mir an, wenn es ganz schlimm werden sollte, doch einen Termin bei ihrem Mann zu vereinbaren. Ich dankte ihr für diese Möglichkeit, konnte mich allerdings nicht dazu durchringen, etwas zu unternehmen.

Ich war wie gelähmt

Ein paar Tage später stand ich am Herd und dachte, ich würde es nicht schaffen, Salz in die Suppe zu geben. Es war alles so schwer geworden. Ich stand morgens auf, erledigte die anfallenden Arbeiten ohne Freude, nur mit dem Gedanken, da irgendwie durchzukommen, irgendwie den Tag zu überstehen. Am Abend freute ich mich, erneut einen Tag geschafft zu haben in diesem Leben. Ich beobachtete meine Kinder beim Spielen, wünschte mir auf der einen Seite nichts sehnlicher, als mit ihnen über die Wiese zu toben, anderseits sah ich mich dazu außerstande.

T4 braucht 4 Wochen

Alles braucht seine Zeit, so auch das Schilddrüsenhormon T4. Oft wird vergessen, diese einfache Tatsache den Betroffenen mit auf den Weg zu geben. Ich nahm das T4 und war enttäuscht, als sich nach zwei Wochen immer noch nichts verbessert hatte. Zu diesem Zeitpunkt wusste ich noch nicht, dass es mindestens vier Wochen dauert, bis sich der Hormonspiegel angeglichen hat.

Betreuung für Seele und Körper

Na gut, dann doch ein Versuch mit der Psychotherapie, zumindest versprach ich mir davon, die Angst vor der Angst in den Griff zu bekommen. Mein Therapeut schaffte es, mir aus der gröbsten Krise herauszuhelfen, wobei er nicht aus den Augen verlor, unbedingt das Schilddrüsenspektakel in den Griff bekommen zu wollen. Durch die Therapie gelang es mir, nicht ständig in Panik herumzulaufen, ich fühlte mich allerdings immer noch sehr eingeschränkt. Jetzt hatte ich Menschen an meiner Seite, die mich immer im richtigen Moment rüttelten, da sie Verständnis für meine Situation aufbrachten und ich auch keine Hemmungen mehr hatte, bei ihnen Hilfe zu suchen. Freunde eben.

Gründliche Untersuchungen

Zu diesem Zeitpunkt wurde auch ein Termin zum Ultraschall sowie zum Szintigramm vereinbart. Der erste Ultraschall der Schilddrüse, fast zwei Jahre nach Diagnosestellung. Das Ergebnis der Untersuchungen war eher positiv, es waren kaum Ausfälle erkennbar. Meine Laborwerte waren relativ gut. Allerdings war die Herzsymptomatik wieder da, ich war gereizt, hatte nach wie vor Ängste, die Panikzustände waren weg, Schwindel vorbei, Übelkeit nur noch ab und an vorhanden. Hatte ich das letzte halbe Jahr acht Kilo zugenommen, nahm ich jetzt wieder vier Kilo ab. Auf den letzten vier sitze ich bis heute fest. Ich war in eine Schilddrüsenüberfunktion gerutscht. Dies ist für die Hashimoto-Thyreoiditis ein typischer Verlauf. Während dieser Zeit las ich sämtliche Literatur über Hashimoto, die ich finden konnte, was leider nicht sehr viel war. Außerdem begab ich mich zu einer Heilpraktikerin in der Nähe meines Wohnortes in Behandlung.

Kontakt zu anderen »Hashis«

Allein das Gefühl, nicht allein zu sein, sich Rat, Trost und Hilfe holen zu können, macht einen Austausch mit anderen »Hashis« sehr wertvoll. Ich meldete mich in einem Internetforum an, wo das unglaubliche Wissen der dort versammelten Betroffenen mir endlich half, zu begreifen, auf was man achten sollte. Immer wenn ich die neuesten Laborwerte hatte und sie mit den entsprechenden Symptomen ins Forum stellte, waren einige der lieben Leidensgenossinnen und -genossen mit Rat und Tat zur Stelle. Ich wurde von allen Seiten aufgefangen. Vielen Dank dafür!

Endlich nicht mehr allein!

Als ich die Erfahrungen der anderen Betroffenen im Internetforum zum ersten Mal las, rannen mir die Tränen nur so aus den Augen. Ich hatte nicht zehn Erkrankungen miteinander vermischt, ich hatte tatsächlich »nur« die eine. Ich war nicht die Einzige, nicht hysterisch und hypochondrisch, und vor allem war ich nicht auf dem Weg, verrückt zu werden. Meine Erleichterung war unglaublich groß. Es war endlich, endlich ein hoffnungsvoller, lösungsorientierter Weg in Sicht. Ich sog jede Information in mich auf, die ich bekommen konnte, und zwar von schulmedizinischer wie naturheilkundlicher Seite. Da mir nach wie vor die pflanzlichen Präparate sehr gut halfen, griff ich auf diese zurück, um aufkommende Beschwerden zu bekämpfen. Diese Mittel stabilisierten mich – neben der Einnahme von Schilddrüsenhormonen – immer mehr.

Ich arbeitete regelmäßig psychotherapeutisch an der Auflösung besonders starker »Macken« und brachte meinen Arzt in der Schilddrüsenambulanz dazu, bei der Bestimmung der Hormondosis meine Meinung zu berücksichtigen. Das alles half mir, mich mit den Beschwerden, den Laborwerten und den Stimmungsschwankungen zurechtzufinden. Ich fing an, ein Gefühl für meinen Körper und für die passende Hormondosis zu bekommen.

Tipps von Leidensgenossen

Aus dem Forum erfuhr ich, dass man auch das Schilddrüsenhormon T3 einnehmen könne, welches sofort beziehungsweise innerhalb von 24 Stunden Wirkung zeige. Es hat mich einiges an Überzeugungsarbeit gekostet, an ein Rezept zu kommen. Wiederum mithilfe der Hashimoto-Mitstreiter im Forum versuchte ich, eine passende Dosierung zu finden. Leider hat mir das T3 nicht helfen können. Ich reagierte extrem, mit plötzlichem Herzrasen bis zu stärksten Kopfschmerzen, so dass ich nach mehreren erfolglosen Versuchen die Medikamentenpackung erst einmal in den Schrank räumte.

Auf die Stimme des Herzens hören

Durch die regelmäßigen psychotherapeutischen Sitzungen lernte ich meine Haltung einigen Dingen gegenüber zu verändern und fand letztendlich heraus, wo meine Leidenschaft liegt, welches Ziel auf dem Weg zum Glück ich ansteuern sollte oder besser gesagt wollte. Ich habe verstanden, dass ich meine Einstellung dem Leben oder den Menschen gegenüber verändern darf, dass ich nicht um jeden Preis daran festhalten muss, auch wenn ich vorher anderer Meinung war. Eine ganz neue, allerdings absolut wohltuende Erfahrung für mich. Ich darf sein, wie ich bin – wie schön.

Neue Zukunftsperspektiven

Die Liebe zu den Menschen, die Freude am Therapieren, am Helfen, daran, meine Erfahrungen zu teilen, Halt zu geben und damit auf meine Weise dem Glück in der Welt etwas mehr Raum zu verschaffen, haben mich Heilpraktikerin werden lassen. In der Hoffnung, Möglichkeiten aufzuzeigen. Während ich nach einer geeigneten Heilpraktikerschule forschte, bekam ich das Angebot von meiner Heilpraktikerin, für die ich schon längere Zeit aushilfsweise tätig war, doch einfach ganz für sie zu arbeiten. Ich kündigte also bei dem HNO-Arzt und verabschiedete mich zum ersten Mal in meinem Arbeitsleben komplett von der Schulmedizin.

Erneute Suche nach einem kompetenten Arzt

Während meiner Einarbeitungszeit am neuen Arbeitsplatz hörte mein Arzt in der Schilddrüsenambulanz auf. Auch meine in der Klinik tätige Freundin war dort nicht mehr lange beschäftigt.
So sah ich mich mit der Tatsache konfrontiert, mir einen neuen Schulmediziner suchen zu müssen. Aus Sicht einiger erfahrener Heilpraktiker, so wurde mir erklärt, sei es nicht nötig, eine höhere Dosis als 75 µg T4 einzunehmen. Die Schilddrüse würde nicht mehr benötigen und solle durchaus noch imstande sein, selbstständig zu arbeiten. Ebenfalls wurde mir angeraten, das Selen wegzulassen. Nun war ich in einer Zwickmühle. Die Schwankungen der Symptomatik bei Hashimoto sind groß, die richtige Hormondosis war bei mir schwer festzulegen.
Ich erinnerte mich an ein Buch, das ich ganz am Anfang der Erkrankung gelesen hatte, darin stand die Empfehlung, eine endokrinologische Praxis aufzusuchen. Ich beschloss, den etwas weiteren Weg auf mich zu nehmen, und vereinbarte einen Termin.

Eine weitere denkwürdige Arzterfahrung

Der Arzttermin stand bevor, und ich war aufgeregter, als ich es mir hätte träumen lassen. Was würde mich wohl erwarten? Zumindest war ich mir ganz sicher, in dieser Praxis ernst genommen zu werden. Der Termin fand dann allerdings nicht bei dem im Buch empfohlenen Arzt, sondern bei einem Kollegen statt. Aufgrund meiner darauffolgenden Erfahrung kann ich Ihnen nur den Rat geben, direkt zu dem Ihnen empfohlenen Arzt zu gehen und sich nicht auf Alternativen einzulassen.

Nicht gut drauf?

Wenn Sie einen bestimmten Facharzt besuchen, gehen Sie von dessen Kompetenz aus. Gerade als verunsicherter Hashimoto-Patient zweifeln Sie das Wissen Ihres Gegenübers zunächst auf keinen Fall an. Also fragte ich den neuen Arzt voller Hoffnung, wie ich mit der Dosierung seiner Meinung nach weiter verfahren könne, da es mir nicht so richtig gut gehe. Er zog die Augenbrauen hoch und teilte mir mit, dass die Hashimoto-Thyreoiditis eine Erkrankung sei, die sehr einfach zu behandeln ist. Die Zipperlein, die ich hätte, würden wohl eher an einer zusätzlichen Erkrankung liegen, nach der ich doch mal forschen solle. Außerdem könne er mir gerne ein Antidepressivum verschreiben, das wäre nicht schlimm. Wenn man nicht so gut drauf sei, könne man ruhig mal zu einem Stimmungsaufheller greifen. Letzten Endes fragte er mich noch, ob ich nicht auch der Meinung wäre, etwas zu übertreiben.

Die Krankheit selbst in die Hand nehmen

Wurde bei Ihnen die Diagnose Hashimoto gestellt? Dann habe ich einen Rat: Hören Sie sich die Meinungen der Ärzte und Heilpraktiker an. Aber bestimmen Sie die Therapie mit, denn Ihr aktuelles Befinden spielt eine wichtige Rolle.

Eine Vielfalt an Möglichkeiten

Meine Heilpraktikerin, die in der Praxis mit Elektroakupunktur-Testung arbeitete, prüfte meine Werte und stellte fest, dass meine Schilddrüse ganz in Ordnung sei, nur etwas schlapp vielleicht. Sie zweifelte die reine Hashimoto-Diagnose an, ließ das aber im Raum stehen, schließlich hielt ich mit den Blutergebnissen und den Symptomen dagegen. Bei ihr machte ich eine Antipilzkur mit Entgiftung und kompletter Darmsanierung, Darmspülungen und Eigenbluttherapie. Plötzlich fühlte ich mich wacher, vitaler und wesentlich stabiler. Hinzu kam der hohe Spaßfaktor, den ich bei der Arbeit hatte. Ich lernte viel über Homöopathie, Kräuter, verschiedenste Therapieverfahren und erfuhr, dass es eine Menge anderer Möglichkeiten gibt, mit denen man sehr gut arbeiten kann. Ich erfuhr von Zusammenhängen, die für mich wieder einen Teil des Puzzles zusammenfügten. So zum Beispiel, dass die Schilddrüse das Organ mit der Thematik, nicht sprechen zu können oder zu dürfen, etwas nicht aussprechen zu dürfen, ist. Wie ein Blitz trafen mich die Erinnerungen aus meiner Kindheit bis ins Erwachsenenalter. Nie hatte ich mich getraut, irgendjemandem zu widersprechen. Daran wollte ich ab sofort arbeiten, das nahm ich mir fest vor. Zusätzlich sog ich alles an Wissen und Informationen aus diesen neuen Themengebieten auf und zog das für mich Wichtige heraus. Ich las die verschiedensten Bücher und besuchte Vorträge. Zu manchen Themen hatte ich weniger Zugang, ich behielt sie im Hinterkopf.

Vielleicht doch kein Hashimoto?

Durch die vielfältigen Beschwerden fällt es oft schwer, nur an einer Diagnose festzuhalten. Natürlich ist es wichtig, andere Krankheiten auszuschließen, aber meistens bleibt es bei Hashimoto. Da ich die Schulmedizin nicht mehr aus dem Blick lassen wollte, entschloss ich mich, eine Szintigraphie machen zu lassen. Diese wurde von dem Arzt des Radiologiezentrums noch vor Ort begutachtet. Er schickte mich mit der Info und dem Auftrag nach Hause, ich solle meinem Arzt sagen, ich hätte eindeutig nicht Hashimoto, sondern wohl eher Morbus Basedow. Außerdem würde meine Schilddrüse ganz normal arbeiten. Vielleicht hätte ich ja auch was ganz anderes. Ich beschloss, auf diese Aussage gar nicht einzugehen. Eigentlich war ich sogar erleichtert, dass meine Schilddrüse scheinbar gut funktionierte.

Neue Perspektiven und altbekannte Symptome

Eingefangen in dem Bestreben, eigenständig arbeiten zu können, begann ich in einer Heilpraktikerschule eine Ausbildung. Parallel dazu lernte ich bei meinem Psychotherapeuten, wie der menschliche Verstand funktioniert. Langsam kam ich in Stress, zwar positiver Art, aber Stress ist Stress. Arbeit, Familie, Lernen, dazu kamen keine geringen Probleme an der Schule unseres Sohnes auf uns zu. Diese vereinnahmten uns stark und waren nicht einfach zu handhaben. Die Belastung in dieser Zeit war nicht zu unterschätzen. Unser Wohlbefinden litt darunter.

Stress, Aufregung, extreme Wetterwechsel, Hormonumstellungen bringen die Schilddrüse kurzfristig aus dem Lot. Um einen weiteren Einflussfaktor zu eliminieren, setzte ich die Pille ab. Kurz darauf ging es wieder richtig los: Herzstolpern, Müdigkeit, Antriebslosigkeit, Haarausfall, Kloßgefühl im Hals, vermehrte Verdauungsprobleme sowie Ängste waren meine ständigen Begleiter.

Ein weiterer schulmedizinischer Versuch

Über eine andere Bekannte mit Morbus Basedow erfuhr ich von einem kompetenten, netten Internisten. Der Weg dorthin war zwar etwas länger, aber ich dachte mir, wenn dafür die Odyssee zu Ende ist, fahre ich halt ein Stück. Meine Ängste waren dank des eingestellten Hormonspiegels und der Psychotherapie fast komplett verschwunden. Nur eben in Zeiten von massivem Stress, bei Wetterwechsel oder Hormonumschwüngen tauchten sie wieder auf. Da ich nun wusste, womit die Ängste in Verbindung gebracht werden konnten, und die Sicherheit hatte, dass ich durch die tägliche Einnahme des Schilddrüsenhormons T4 nicht mehr in ein so absolutes Tief wie zu Zeiten der Panikattacken rutschen konnte, war ich in der Lage, auch wieder längere Strecken zu bewältigen. Nach einem ausführlichen Gespräch und gründlicher Untersuchung empfahl mir der Arzt, erst mal keine Szintigraphie mehr zu machen, da das Kontrastmittel jodhaltig sei. Er schlug mir vor, die Laborwerte telefonisch zu besprechen und die Hormondosis unter Berücksichtigung meines Befindens anzupassen. Zusätzlich versicherte er mir, dass er jederzeit für mich da wäre, auch wenn ich einmal über längere Zeit bei der gleichen Dosis bleiben müsste. Nur gegen den massiven Haarausfall, der seit dem Absetzen der Pille drei Monate zuvor einfach nicht aufhören wollte, hatte er kein Rezept. Da mir hier auch meine Heilpraktikerin nicht wirklich helfen konnte, überraschte mich das nicht. Ich fühlte mich trotzdem sehr gut aufgehoben und vor allem ernst genommen. Endlich!

Gut aufgehoben

Extrem wichtig ist es, einen Arzt zu finden, bei dem Sie sich gut aufgehoben fühlen und der sich auf Ihre Bedürfnisse einstellt. Endlich hatte ich so einen Arzt gefunden. Kurz nach meinem Praxisbesuch besprachen wir die Laborergebnisse. Er war der Meinung, dass die Werte so ganz gut passen würden. Da ich aber Symptome der Überfunktion hätte, würde er gerne die Dosis leicht reduzieren. Um der Schilddrüse nach den häufigen Dosierungswechseln der letzten Zeit etwas Ruhe zu geben, sollten die Werte erst wieder nach drei Monaten kontrolliert werden.

Endlich kehrt Ruhe ein

Aufgrund der erhöhten Antikörper empfahl mir mein Internist, täglich Selen einzunehmen. Da mir Selen schon ganz zu Beginn meiner Therapien sehr gut getan hatte, nahm ich es wieder. Laut mehreren Studien bewirkt Selen eine Senkung der Antikörper. Zu diesem Zeitpunkt vereinbarten mein Arzt und ich, dass die zukünftigen Kontrollen regelmäßig alle sechs Monate stattfinden sollten, dass ich mich aber bei Verschlechterung sofort wieder vorstellen sollte. Endlich hatte ich einen Therapeuten gefunden, der mein Wohlbefinden mit einbezog und bereit war, die Dosierungseinstellung mit mir zu erarbeiten. Bis heute gehe ich regelmäßig halbjährlich zur Blutkontrolle, wobei einmal jährlich eine Untersuchung der Schilddrüse, einschließlich Ultraschall, stattfindet. Nach sechs Jahren massivster Schwankungen ist Ruhe eingekehrt.

Zuversicht trotz Hormonschwankungen

Es ist nicht so, dass ich ständig beschwerdefrei bin. Zu Zeiten der natürlichen Hormonschwankungen, wie etwa zwei bis drei Tage vor und nach der Periode, in Wochen mit extremen Temperaturschwankungen, in Gebieten mit erhöhten Strahlungsaktivitäten, in massiven Stresssituationen oder wenn ich Bergwanderungen in über 1200 m Höhe unternehme, merke ich sehr deutlich, dass die Schilddrüse versucht auszugleichen.
Die Symptome, die in dieser Zeit auftreten, sind für mich altbekannt, von Ängsten, Schwindel, Kopfdruck, Herzdruck, manchmal auch Herzstolpern ist alles dabei. Allerdings schaffe ich es inzwischen, mir bewusst zu machen, dass es an meiner Schilddrüse liegt und in ein bis zwei Tagen wieder leichter werden wird. Dies ist normalerweise auch der Fall. Also verlieren Sie nicht den Mut, wenn es mal wieder »rappelt«. Es geht wieder vorbei.

Für das eigene Wohlbefinden sorgen

Gerade bei Hashimoto ist es wichtig, für das persönliche Wohlbefinden zu sorgen. Unterstützend nehme ich in Zeiten der Hormonschwankungen die den jeweiligen Symptomen entsprechenden naturheilkundlichen Mittel. Auch regelmäßige Auszeiten gestehe ich mir zu, um Körper und Seele zwischendurch etwas Ruhe zu gönnen.

Es gibt immer wieder Ausnahmesituationen

Einen erneuten Krankheitsschub verspürte ich, nachdem ich die Heilpraktikerschule abgeschlossen hatte und mich auf die Heilpraktikerprüfung vorbereitete. Zeit meines Lebens plagten mich massivste Prüfungsängste. Zu diesen Ängsten kam die Erwartungshaltung von meiner Arbeitgeberin, meiner Familie, aber vor allem von mir selbst. Wenn ich durchfallen würde, wäre ich weniger wert, so mein Gefühl. Als die schriftliche Prüfung bevorstand, zitterte ich so sehr, dass ich froh war, nur Kreuze machen zu müssen. Nachdem ich diesen Part bestanden hatte, erhielt ich den Termin für die mündliche Prüfung. Der zeitliche Abstand zwischen diesen beiden Prüfungen war sehr groß. Ich schwankte zwischen Hochgefühl und Panik. Zwei Wochen vor dem mündlichen Test lag ich mit Fieber und eitriger Mandelentzündung flach. Die Mandelentzündung ging in eine Kehlkopfentzündung über. Der Druck und der Stress waren einfach zu groß. Letztendlich bestand ich die Prüfung im Juni 2008. Die Freude und die Erleichterung darüber waren unbeschreiblich. Ich würde zukünftig selbstbestimmt arbeiten können.

So sieht mein Leben jetzt aus

Nachdem ich eine Zeit lang freiberuflich bei meiner Heilpraktikerin tätig war, beschloss diese, den Praxisbetrieb aus privaten Gründen zu reduzieren. Zwei Wochen später fing ich als Arzthelferin in einer allgemeinärztlichen Gemeinschaftspraxis an. Regelmäßig besuche ich Fortbildungen und Vorträge, um mein Wissen zu erweitern, und habe zudem gelernt, psychotherapeutische Gespräche zu führen. Die Arbeit in der Arztpraxis tut mir sehr gut, da ich ständig am Menschen bin, sehr viel Nützliches erfahre und mich einbringen darf. Zusätzlich habe ich dort das Gefühl, angekommen, nicht nur auf der Durchreise zu sein. Meine Kolleginnen und auch die Chefs sind super, und es ist ein absolut harmonisches Zusammenarbeiten. Ein Arbeitsplatz, an dem ich mich wirklich rundum wohlfühle. Nach längerer Suche habe ich in Gauting bei München Räume gefunden, in denen ich mir nebenbei eine eigene Naturheilpraxis aufbaue. Für all das bin ich sehr dankbar.

Ich blicke voller Vertrauen in die Zukunft

Mittlerweile bin ich lange Phasen beschwerdefrei und versuche, alles, was kommt, anzunehmen. Denn was auch passiert ist für mich jetzt genau richtig. Vielleicht muss ich nicht mehr ganz so oft über den Schmerz gehen, um wieder auf den Weg zu kommen, der mir bestimmt ist. Ich habe das Gefühl, dass ich durch die Hashimoto-Thyreoiditis meine Haltung dem Leben gegenüber verändern musste. Ich wünsche allen, die die Höhen und Tiefen der Schilddrüsenerkrankung durchleben, von ganzem Herzen, dass sie sich wieder auf den Weg des Lebens – zum Glück hin – machen können. Seien Sie mutig und offen für die Möglichkeiten, die sich Ihnen bieten. Verlieren Sie nicht das Vertrauen in die Zukunft!

WAS IST HASHIMOTO-THYREOIDITIS?

Hashimoto-Thyreoiditis wird immer häufiger diagnostiziert. Etwa zehn Prozent der Deutschen leiden an der autoimmunen Schilddrüsenerkrankung, die 1912 erstmals von dem Japaner Hakaru Hashimoto beschrieben wurde. Mit dem Wissen um die Hintergründe und den Verlauf von Hashimoto sowie entsprechenden Therapien können Betroffene die vielfältigen Krankheitssymptome gut in den Griff bekommen und ein weitgehend beschwerdefreies Leben führen.

Die Krankheit verstehen lernen

Um sich ein Bild von der komplexen Hashimoto-Krankheit mit ihren höchst unterschiedlichen Symptomen zu machen, empfiehlt sich ein Blick auf die Funktion der Schilddrüse sowie der hormonellen Zusammenhänge im Körper.

Ein kurzer Überblick

Hashimoto wird Sie Ihr Leben lang beschäftigen. Die Krankheit äußert sich in vielen verschiedenen Symptomen, wie häufige Infekte, Müdigkeit, Gewichtszunahme, Verdauungsprobleme und Blutdruckschwankungen. Als Ursache werden diverse Faktoren diskutiert, einen wissenschaftlichen Beleg gibt es bislang nicht. Wird von Hashimoto gesprochen, fallen immer wieder die Begriffe autoimmune oder chronische Schilddrüsenerkrankung.

Autoimmunerkrankung und Entzündung

Hashimoto-Thyreoiditis ist eine autoimmune Schilddrüsenerkrankung. Bei autoimmunen Krankheiten erkennt das Immunsystem, also das Abwehrsystem des Körpers, das körpereigene Gewebe versehentlich als fremd. Daraufhin bildet es Antikörper, die das »fremde« Gewebe bekämpfen und damit teilweise zerstören. Neben den Antikörpern sind spezielle Blutzellen, Lymphozyten, an dem Abwehrvorgang beteiligt. Abwehrreaktionen des Körpers sind Entzündungen, bei Hashimoto ist es eine Entzündung der Schilddrüse.

Frauen häufiger betroffen als Männer

In der Literatur werden als Hauptbetroffene von Hashimoto Frauen ab dem 40. Lebensjahr angegeben. Sehr oft sind meiner Erfahrung nach jüngere Frauen betroffen. Natürlich gibt es auch Männer, die an Hashimoto leiden. Weshalb Hashimoto weit mehr Frauen als Männer betrifft, ist nicht ganz klar. Ein Erklärungsansatz ist, dass Männer Hormonschwankungen, die bei dieser Erkrankung eine Rolle spielen, nicht so stark ausgesetzt sind wie Frauen (etwa Regelblutung, Schwangerschaft, Wechseljahre).

Warum habe ich Hashimoto?

Die Ursache für Hashimoto ist nicht bekannt. Man vermutet, dass nicht eine einzelne Ursache, sondern vielmehr ein komplexes Geschehen für die Krankheit verantwortlich ist. Es gibt allerdings bestimmte Voraussetzungen, die bei Betroffenen vermehrt auftreten. So beobachtet man beispielsweise Häufungen von Hashimoto innerhalb einer Familie. Auch kommt die Krankheit öfter nach Infektionen, starken Stresssituationen oder zu hohen Jodeinnahmen zum Ausbruch – wobei man annimmt, dass diese Situationen eher Auslöser und weniger Ursachen von Hashimoto sind.

Die Schilddrüse

Die Schilddrüse ist ein schmetterlingsförmiges Organ und liegt vorn am Hals, unterhalb des Kehlkopfs (siehe Grafik rechts). Sie besteht aus zwei Lappen, die durch eine Brücke (Isthmus) miteinander verbunden sind, umfasst die Luftröhre halbkreisförmig und ist vor dieser verschieblich. An der Rückseite der Schilddrüse liegen vier weizenkorngroße Nebenschilddrüsen.
Die beiden Schilddrüsenlappen der Schilddrüse sind in kleinere Läppchenbezirke unterteilt. Innerhalb dieser Läppchen liegen kleine Bläschen mit Hohlräumen (Follikel), die von Schilddrüsengewebe umgeben sind. In diesem Gewebe werden die Hormone Thyroxin (T4) und Trijodthyronin (T3) gebildet. Gespeichert werden die beiden Hormone in den Hohlräumen der Bläschen. Ebenfalls innerhalb der Läppchenbezirke liegen die sogenannten C-Zellen der Schilddrüse. Dort wird das Hormon Kalzitonin gebildet. Es ist an der Regulation des Kalziumstoffwechsels (Knochenbau) beteiligt und der Gegenspieler des in den Nebenschilddrüsen produzierten Parathormons. Als endokrine Drüsen geben Schilddrüse sowie Nebenschilddrüsen ihre Hormone über das Drüsengewebe direkt an die angrenzenden Blutgefäße ab.

WAS SIND HORMONE?

Hormone sind chemische Botenstoffe, die vom Körper selbst gebildet werden. Sie übermitteln Signale und steuern so bestimmte Bereiche des Körpers. Die Tätigkeit der Organe beziehungsweise Organsysteme wird durch sie angeregt oder gebremst.

Anatomie der Schilddrüse

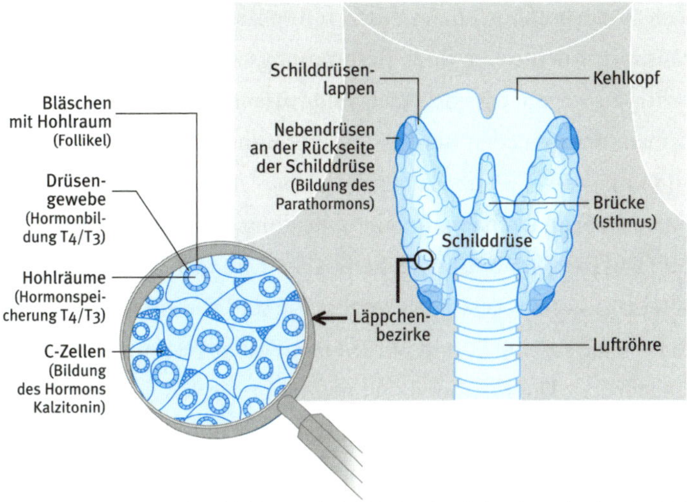

Die beiden Seitenlappen der Schilddrüse sind über eine Brücke miteinander verbunden. Das Schilddrüsengewebe enthält kleine Bläschen, die die Hormone T4/T3 produzieren und speichern, sowie C-Zellen, die am Kalziumstoffwechsel (Knochenaufbau) beteiligt sind.

Die Schilddrüsenhormone

In der Schilddrüse werden die Hormone Thyroxin (T4), Trijodthyronin (T3) und Kalzitonin gebildet. Da bei Hashimoto hauptsächlich die Hormone T4 und T3 relevant sind, geht es im Folgenden stets um diese beiden Hormone, wenn von Schilddrüsenhormonen die Rede ist. Für die Herstellung von T4 und T3 benötigt die Schilddrüse Jod. T4 und T3 spielen bei vielen Vorgängen im Körper eine wichtige Rolle. Sie werden, wie andere Hormone auch, an bestimmte Eiweiße (Transportproteine) gehängt, um an ihren Bestimmungsort zu gelangen. Diese Abläufe beeinflussen den gesamten Stoffwechsel. Das merken Sie meist erst, wenn etwas nicht in Ordnung ist. Sie nehmen beispielsweise Gewicht zu oder ab, Ihre Verdauung, Ihr Herz beziehungsweise Blutdruck spielen verrückt.

Schilddrüsenhormone und Transportproteine

Die Schilddrüsenhormone werden von speziellen Eiweißen, den Transportproteinen, an ihren Bestimmungsort gebracht. Es ist wichtig zu wissen, dass bei den Schilddrüsenhormonen zwei Formen unterschieden werden. Die Hormone Thyroxin (T4) und Trijodthyronin (T3) gibt es in gebundener (inaktiver) und in freier (aktiver) Form. Deshalb die Unterscheidung T4/T3 (gebunden) und fT4/fT3 (frei). Gebunden heißt, dass T4 und T3 an Transportproteine (Eiweiße) gekoppelt werden. Sie sind wie ein Rucksack auf die Proteine geschnallt und werden so an ihren Bestimmungsort transportiert. Die Hormone sind inaktiv, bis sie von den Transportproteinen abgespalten werden, erst dann sind sie wirksam. T4 und T3 sind also die Speicherform des Schilddrüsenhormons. fT4 und fT3 sind die Hormone, die im Körper auf den gesamten Stoffwechsel aktiv einwirken – sie sollten im Labor bestimmt werden. Die Menge der gebundenen Hormone T4 und T3 ist wesentlich höher als die der freien Hormone fT4 und fT3.

Auf die Menge der Transportproteine kommt es an

Wenn aus bestimmten Gründen, etwa durch eine radikale Diät, die Einnahme der Antibabypille oder eine Schwangerschaft (siehe S. 54), nicht genügend Transportproteine vorhanden sind, befinden sich auch weniger Hormone im Blutkreislauf. Daraufhin bekommt die Schilddrüse den Auftrag zur Hormonproduktion (siehe S. 50). Zusätzlich wird der Körper dazu angeregt, vermehrt Transportproteine zur Verfügung zu stellen. Die Menge der gebundenen Hormone T4/T3 steigt also an. Da im Verhältnis dazu nun sehr wenig freies T4 und freies T3 im Blut vorhanden ist, bekommt die Schilddrüse den Auftrag, mehr gebundenes in freies Hormon umzuwandeln. Die Menge des Hormons T4 (gebunden) sinkt damit wieder.

Der Einfluss von Jod

Für die Produktion der Hormone Thyroxin (T4) und Trijodthyronin (T3) benötigt die Schilddrüse Jod. Thyroxin (T4) entsteht durch Aufnahme von Jod und wird durch Abspaltung eines Jodatoms zu Trijodthyronin (T3) umgewandelt. T4 und T3 sind deshalb jodhaltig. Das Jod wird von Rezeptoren, die an die Schilddrüsenzellen angedockt sind, in die Zellen geschleust. Rezeptoren sind Moleküle des Körpers, die Stoffe empfangen oder aufnehmen können. Ist der Jodspiegel im Blut niedrig, werden zusätzliche Rezeptoren angedockt, so dass eine höhere Jodaufnahme möglich ist. Die Schilddrüse ist übrigens das Organ mit dem höchsten Jodgehalt.
Auf eine Jodzufuhr in Form von jodhaltigen Nahrungsmitteln (siehe S. 94) oder Tabletten sollten Sie aber verzichten, da bei Hashimoto kein Jodmangel vorliegt, sondern zu wenig Hormone zur Verfügung stehen. Zu viel aufgenommenes Jod kann zu einer Jodüberdosierung führen. Dies merken Sie an einem salzigen Geschmack im Mund, Herzrasen, hohem Blutdruck oder diversen Hauterscheinungen (Ausschläge, Rötungen). Innerhalb von 24 bis 48 Stunden scheidet der Körper zu viel aufgenommenes Jod wieder aus.

Die Aufgaben der Schilddrüsenhormone

Die Vorgänge, die von den Schilddrüsenhormonen gesteuert werden, sind komplex. T4 und T3 wirken in ihrer freien Form aktiv auf den gesamten Stoffwechsel des Körpers ein (siehe ab S. 53). Der Stoffwechsel ist die Umwandlung von Nahrung und Sauerstoff in Energie und Körpersubstanz. Über die Schilddrüsenhormone betrifft dies den Magen-Darm-Trakt (Übelkeit, Verdauungsprobleme), den Fettstoffwechsel (erhöhter/erniedrigter Cholesterinspiegel, Gewichtsschwankungen), den Zuckerhaushalt (erhöhter/erniedrigter Blutzuckerspiegel), den Wärmehaushalt (Frieren, Schwitzen), das

Nervensystem (Antriebslosigkeit, innere Unruhe, Kribbeln der Hände), die Muskulatur (Verspannungen, Schmerzen) und das Herz-Kreislauf-System (Herzrasen, -stolpern, Blutdruckschwankungen).

Wie Schilddrüsenhormone reguliert werden

Die Schilddrüsenhormone T4/T3 werden über den Hypothalamus und die Hypophyse im Gehirn reguliert (siehe Grafik rechts). Der Hypothalamus ist ein wichtiges Steuerzentrum und wie die Hypophyse (Hirnanhangdrüse) auch eine Hormondrüse.

Zwischen Hypothalamus und Hypophyse sowie den jeweils zu steuernden Organen des Hormonsystems – die Schilddrüse ist eines davon – gibt es einen Regelkreislauf. Der Hypothalamus steuert die Hypophyse, indem er das Hormon TRH (Thyreotropines Releasinghormon) in die Blutbahn ausschüttet. Die Aufgabe der Hypophyse liegt unter anderem darin, die einzelnen Organe des Hormonsystems zur Hormonproduktion anzuregen. Erhält die Hypophyse also TRH, weiß sie, dass die Schilddrüse mehr von ihren Hormonen (T4/T3) herstellen soll. Daraufhin gibt sie das für die Schilddrüse zuständige Hormon TSH (Thyroidea stimulierendes Hormon) in den Blutkreislauf ab. Dieser Botenstoff regt die Schilddrüse dazu an, T4/T3 zu bilden. Über die Blutbahn erfährt der Hypothalamus wiederum, ob mittlerweile ausreichend Schilddrüsenhormone im Umlauf sind. Ist genügend T4/T3 vorhanden, stoppt er seinen TRH-Ausstoß. Für die Hypophyse ist dies das Signal, die Abgabe von TSH zu reduzieren. Zu guter Letzt wird daraufhin die Schilddrüse ihre Produktion von T4/T3 verringern.

Bei Hashimoto ist der Regelkreis zur Schilddrüsensteuerung so stark gefordert, dass der gesamte weitere Hormonhaushalt (etwa Geschlechtshormone, Zuckerstoffwechselhormone; siehe rechte Seite), der von der Hypophyse gesteuert wird, durcheinandergeraten kann.

Regelkreislauf der Schilddrüsenhormone

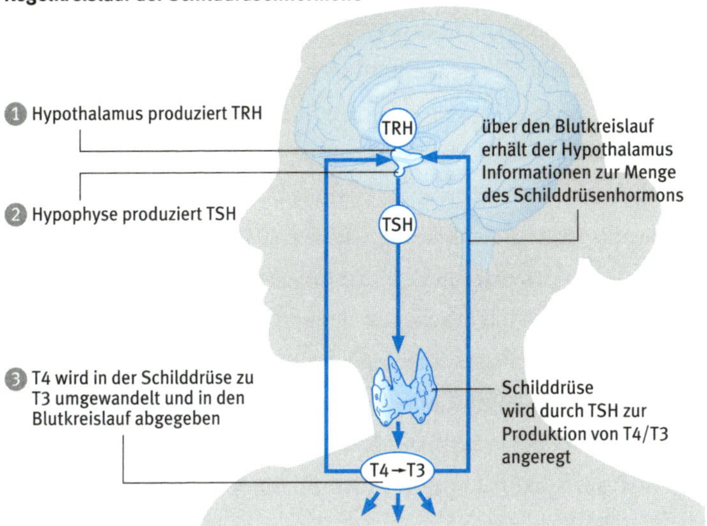

Sind zu wenig Schilddrüsenhormone T4/T3 im Blut, fordert der Hypothalamus durch das Hormon TRH die Hypophyse zum Eingreifen auf. Diese setzt daraufhin das Hormon TSH frei, das die Schilddrüse zur Produktion von T4/T3 anregt.

Hormone, die die Hypophyse steuert

Bleibt Hashimoto unbehandelt, kommt es bei etwa einem Viertel der Erkrankten zu Fehlregulationen im gesamten Hypothalamus-Hypophysen-System. Dies betrifft folgende Hormone:

- Östrogen und Progesteron werden in den Eierstöcken produziert. Östrogene sind zuständig für die erste Zyklushälfte, in der die Gebärmutterschleimhaut aufgebaut wird. Progesteron wird nach dem Eisprung gebildet und hat die Aufgabe, die Gebärmutterschleimhaut auf die Einnistung der befruchteten Eizelle vorzubereiten. Wird die Eizelle nicht befruchtet, sinkt der Progesteronspiegel nach etwa 14 Tagen ab. Es kommt zur Menstruation (Periode). Bleibt der Eisprung durch einen gestörten Östrogen-/Progesteronspiegel aus, kann trotzdem eine Regelblutung stattfinden. Weitere Fehlregulationen sind Zyklusstörungen (Zykluslänge, Ausbleiben der Regelblutung oder Zwischenblutungen) sowie Schwierigkeiten beim Wunsch, schwanger zu werden (siehe Seite 64).

• Prolaktin, das Milchbildungshormon, steuert die Bildung und Ausschüttung der Muttermilch. Fehlregulationen führen zu Störungen bei der Muttermilchbildung oder zum Ausbleiben des Eisprungs.

• Testosteron, das männliche Hormon, wird in den Hoden gebildet. Es beeinflusst das Wachstum der äußeren Geschlechtsorgane sowie das geschlechtsspezifische Verhalten (siehe Grafik rechts). Bei Fehlregulationen kommt es beispielsweise zu verminderter Samenzellenbildung oder vermehrter Körperbehaarung.

• ACTH, adrenokortikotropes Hormon, steuert die Hormonproduktion der Nebennierenrinde. Die einzelnen Hormone sind:

– Androgene: Die männlichen Hormone beeinflussen die sekundären Geschlechtsmerkmale (Stimme, Körperbau und männliche Körperbehaarung). Bei Fehlregulationen kommt es zu sexueller Unlust, Zyklusstörungen, typisch männlicher Körperbehaarung (auch bei Frauen), Gewichtszunahme und Akne.

– Mineralstoffwechselhormone (Aldosteron) halten den Salz-/Wasserhaushalt des Körpers im Gleichgewicht. Bei Störungen kommt es zu erhöhtem beziehungsweise erniedrigtem Blutdruck.

– Zuckerstoffwechselhormone (Cortisol, Cortison) lassen den Blutzuckerspiegel ansteigen, haben eine antiallergene Wirkung und sind entzündungshemmend.

• STH (somatotropes oder Wachstumshormon) beeinflusst das Körperwachstum. Bei Störungen kommt es zu Minderwuchs oder vermehrtem Größenwachstum.

• MSH (Melanozyten stimulierendes Hormon) beeinflusst die Hautpigmentierung. Störungen führen zu Leber- oder Altersflecken.

Einfluss der Schilddrüsenhormone T4/T3 auf den Gesamtstoffwechsel

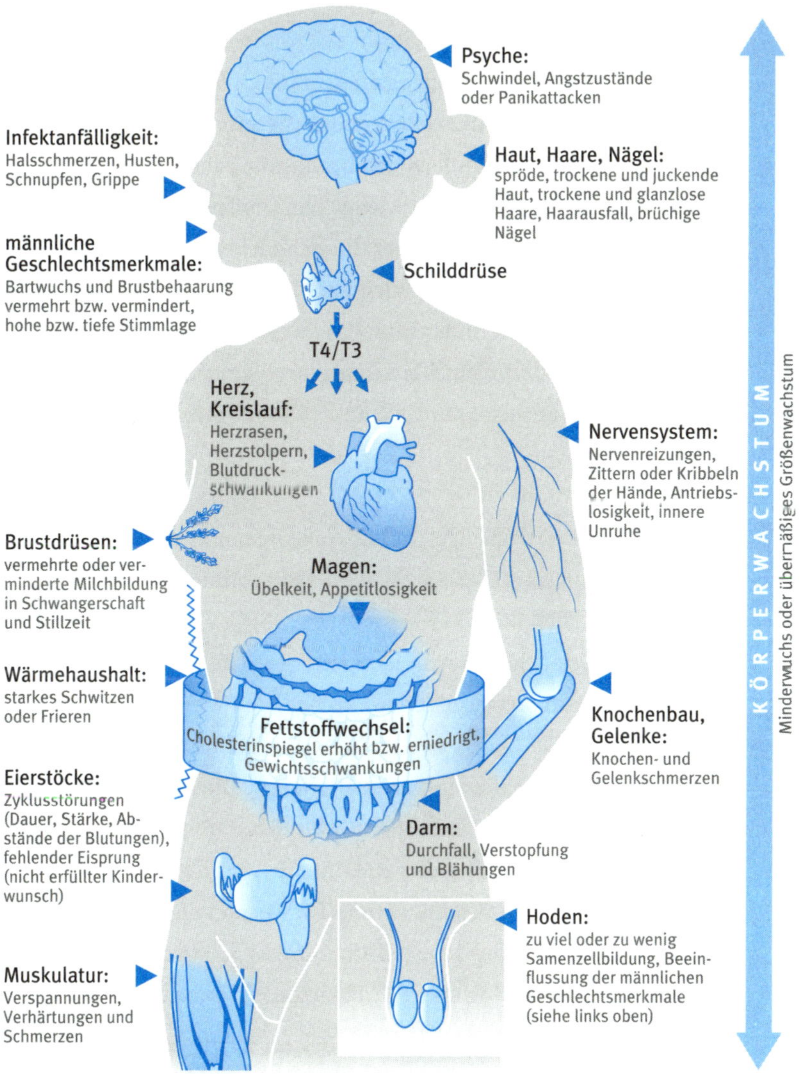

Wird Hashimoto-Thyreoiditis nicht behandelt, schwanken die Schilddrüsenhormone T4 und T3 stark. Dies wirkt sich direkt auf den gesamten Stoffwechsel aus. Indirekt kann es zur Beeinträchtigung der Geschlechtshormone (in den Eierstöcken, Brustdrüsen, Hoden) sowie des Körperwachstums kommen. Durch die Überlastung des Immunsystems ist die Abwehr geschwächt, es kommt zu Infektanfälligkeit.

Einflüsse auf die Schilddrüsenhormone

Hormone steuern einen erheblichen Teil unseres Stoffwechsels, wie Sie auf den vorhergehenden Seiten erfahren haben. Damit das System reibungslos funktioniert, müssen die jeweiligen Voraussetzungen stimmen. Verändern sich bestimmte Faktoren, etwa die allgemeine Hormonmenge, die Menge der Transportproteine oder Verbrennungsvorgänge im Körper durch Sport beziehungsweise radikale Diäten, wirkt sich das auch auf die Schilddrüsenhormone und somit auf unser Befinden aus. Das merkt man beispielsweise an Gewichtsveränderungen, Verdauungsproblemen, Herz-Kreislauf-Problemen und als Frau auch an Zyklusstörungen.

Antibabypille

Während der Einnahme der Antibabypille oder anderer hormoneller Verhütungsmittel erhöht sich die Hormonmenge sowie die Stoffwechseltätigkeit im Körper (siehe S. 48), da durch die zugeführten weiblichen Hormone (Östrogene) dem Körper eine Schwangerschaft vorgetäuscht wird. In der Schwangerschaft braucht der Körper mehr Energie, deshalb erhöht sich mit dieser Hormonzufuhr auch die Stoffwechseltätigkeit. Die Menge der Transportproteine steigt ebenfalls, um für den erhöhten Stoffwechsel mehr Hormone binden zu können. Dadurch werden auch vermehrt Schilddrüsenhormone T4/T3 gebunden. Damit ein ausreichend hoher Spiegel freies T4 und freies T3 erreicht werden kann, führt man das Hormon T4 (Thyroxin) über Medikamente zu. So kann ein konstanter T4/T3-Spiegel gehalten werden. Durch die krankheitsbedingten Schwankungen der Schilddrüsenhormone ist bei Hashimoto ein gleichmäßiger T4/T3-Spiegel ohne Einnahme von T4 so gut wie nicht zu erzielen.

VORSICHT BEI ÜBERFUNKTION

Bei einer Schilddrüsenüberfunktion werden häufig Thyreostatika verschrieben, die die Schilddrüsentätigkeit bremsen. Bei Hashimoto ist die Einnahme wenig sinnvoll, da sich Über- und Unterfunktion abwechseln. In der Schwangerschaft und Stillzeit sind diese Schwankungen noch verstärkt, so dass Thyreostatika die Wirkung des gleichzeitig eingenommenen T4 beeinträchtigen würden.

Schwangerschaft und Stillzeit

Während der Schwangerschaft und Stillzeit erhöht sich der Stoffwechsel insgesamt, da mehr Energie gebraucht wird. Um diese Versorgung zu gewährleisten, werden mehr Hormone gebildet und verbraucht. Läuft der Gesamtstoffwechsel auf Hochtouren, steigt der Bedarf an Schilddrüsenhormonen. Mit der Hormonmenge erhöht sich auch die Menge der Transportproteine (siehe S. 48). Regelmäßige Kontrollen der Hormonwerte sowie die Einnahme von T4 (Thyroxin) sind in dieser Zeit deshalb besonders wichtig.

Wechseljahre

Während der Wechseljahre verlangsamt sich der Stoffwechsel, man benötigt weniger Energie und generell weniger Hormone. Die Menge der weiblichen und männlichen Hormone (Östrogen/Testosteron) sinkt. Die Transportproteine nehmen ab. Jetzt können zu viele Schilddrüsenhormone im Blut sein. Lassen Sie deshalb häufiger Ihre Schilddrüsenwerte und den Östrogenspiegel (Frauen) beziehungsweise den Testosteronspiegel (Männer) kontrollieren.

Diäten und Leistungssport

Extreme Lebensweisen beeinflussen die Transportproteine und damit die allgemeine Hormonmenge im Körper. So baut der Körper bei radikalen Diäten neben Fett auch Eiweiß und damit Transportproteine ab. Bei Leistungssportlern werden die Transportproteine dringend für die Versorgung der Muskulatur und des Herz-Kreislauf-Systems benötigt, sodass der Körper die Schilddrüsenhormone während der Leistungsphase vernachlässigen muss. Es sind also zu wenig Schilddrüsenhormone im Blut.

Das zerstörerische Werk der Antikörper

Hashimoto-Thyreoiditis und Morbus Basedow sind autoimmune Schilddrüsenerkrankungen. Bei beiden Erkrankungen werden Zellen der Schilddrüse zerstört, und zwar durch Antikörper, die das Immunsystem zur Abwehr aussendet. Das Immunsystem erkennt im Schilddrüsengewebe das gleiche Muster wie in manchem Krankheitserreger. Im Fall von Hashimoto oder auch Basedow kann man sich das so vorstellen: Bei normal arbeitender Schilddrüse bekommt das Immunsystem die Fehlinformation, dass ein Feind im Körper aktiv ist. Daraufhin bildet es Antikörper, um diesen zu bekämpfen. Das heißt für die Schilddrüse, dass ihr eigenes Gewebe angegriffen wird. Durch die Zerstörung der Zellen vernarbt das Schilddrüsengewebe und kann seine Aufgaben nicht mehr erfüllen. Da das Immunsystem durch die ständige Antikörperproduktion überlastet ist, neigen die Betroffenen beider Erkrankungen zu Infektanfälligkeit. Bei Hashimoto kommt es unter Einfluss der Antikörper etwa zu Müdigkeit, Schwäche und Verdauungsproblemen. Typisch für Morbus Basedow sind – durch die entzündungsbedingte Gewebezunahme in den Augenhöhlen – die hervortretenden Augen.

Die Schilddrüsen-Antikörper

Antikörper werden von unserem Immunsystem gebildet, wenn körperfremde Stoffe abgewehrt werden sollen, zum Beispiel Krankheitserreger. Bei Hashimoto sind meist zwei verschiedene Antikörper aktiv, die alle einen vermeintlichen Feind bekämpfen wollen: TPO-Antikörper (Thyreoperoxidase-Antikörper), die früher MAK-Antikörper (Mikrosomale Antikörper) genannt wurden, und Tg-Antikörper (Thyreoglobuline Antikörper). Sowohl TPO- als auch Tg-Antikörper sind bei Hashimoto erhöht. Zudem gibt es TRAK-Antikörper (Thyreotropin-Rezeptor-Autoantikörper), die jedoch bei Hashimoto keine Rolle spielen, sondern speziell an Morbus Basedow beteiligt sind. Gelegentlich kann es zu einer Mischform von Hashimoto und Morbus Basedow kommen. Einziger direkter Anhaltspunkt hierfür sind die gleichzeitig erhöhten TPO- und TRAK-Antikörper. Ist das Schilddrüsengewebe durch den fehlgeleiteten Angriff der Antikörper zum großen Teil beziehungsweise ganz zerstört, oder ist die über Thyroxin-Tabletten zugeführte Menge des Schilddrüsenhormons T4 so hoch, dass die Schilddrüse nur noch wenig oder überhaupt nicht mehr arbeitet, sinkt auch die Zahl der Antikörper, da das Immunsystem sich beruhigt.

DARF ICH BLUT SPENDEN?

Da die Antikörper bei Hashimoto permanent im Blut vorhanden sind, sollten Sie auf Blutspenden verzichten, um eine Übertragung auf andere Personen zu vermeiden. Die Antikörper könnten bei den Blutempfängern zu einer vorübergehenden Schilddrüsenunterfunktion führen.

Was passiert bei Hashimoto im Körper?

Stirbt das Schilddrüsengewebe nach dem Angriff der Antikörper ab, wird die darin enthaltene Hormonmenge auf einmal ausgeschüttet. Das hat zur Folge, dass der Hormonspiegel (T4/T3, fT3/fT4) im Blut ansteigt und es zu einer vorübergehenden Schilddrüsenüberfunktion (Hyperthyreose) kommt. Die Hypophyse stoppt daraufhin die TSH-Ausschüttung (siehe S. 50). Es wird also noch weniger T4 produziert als vor dem Zelltod, und es wird auch weniger T4 in T3 umgewandelt. Ist das ausgeschüttete Hormon verbraucht, »schläft« die Schilddrüse, es kommt zur Unterfunktion (Hypothyreose).

Hormonschwankungen ausgleichen

Um die Hormonschwankungen durch Überfunktion und Unterfunktion auszugleichen, wird empfohlen, das Hormon T4 als Medikament (Thyroxin) einzunehmen. Durch die regelmäßige Einnahme wird der Hormonspiegel konstant gehalten und die Schilddrüse entlastet. Zu den Schwankungen zwischen Über- und Unterfunktion kommt es hauptsächlich dann, wenn ein Stück des Schilddrüsengewebes abstirbt und auf einmal sämtliche gespeicherten Hormone freigesetzt werden. Auch die Lebensumstände spielen eine Rolle (zum Beispiel radikale Diäten, Leistungssport, Schwangerschaft; siehe S. 54). Durch die regelmäßige Einnahme von T4 vermeiden Sie also, dass die Schilddrüse drastisch in die Unterfunktion rutscht und Sie damit unter starken Symptomen leiden. Während einer Überfunktionsphase stellt die Schilddrüse die T4/T3-Produktion vorerst ein, da die Hypophyse kein TSH mehr ausschüttet. Durch die regelmäßige T4-Einnahme ist der Körper generell weniger starken Schwankungen unterworfen. Ihr Arzt sollte Ihre Hormondosis Ihrem Schilddrüsenstadium und Ihrem Befinden anpassen.

Zusätzliche chronische Erkrankungen

Eine Reihe von chronischen Erkrankungen können mit Hashimoto einhergehen. Ursache dafür sind Fehlregulationen im Hypothalamus-Hypophysen-System (siehe S. 51), die zu Störungen in anderen Organsystemen des Körpers führen. Dadurch scheint die Neigung zu weiteren chronischen Krankheiten gegeben zu sein. Nachfolgend sind die Krankheitsbilder und ihre Hauptsymptome in der Reihenfolge aufgeführt, wie sie am häufigsten mit Hashimoto einhergehen:

- Morbus Basedow (autoimmune Erkrankung der Schilddrüse): »hervortretende« Augen, Durchfall, Herzrasen, Herzklopfen, Zittern (alle Symptome der Schilddrüsenüberfunktion).
- Diabetes mellitus (Zuckerkrankheit): häufiges Wasserlassen, Durst, Schwäche, Müdigkeit, erhöhter Blutzucker.
- Erkrankungen der Muskulatur (Störung im Hormonhaushalt, Nervensystem, Stoffwechsel, Einfluss von Giften, Viren, Bakterien): Muskelschmerzen, -schwäche, -verhärtung und -verspannung.
- Addison-Krankheit (Erkrankung der Nebennierenrinde): »Salzhunger«, Braunfärbung der Haut (ohne Sonnenbad), niedriger Blutdruck, Durchfall, Erbrechen.
- Cushing-Syndrom (erhöhter Cortisolspiegel durch erhöhtes ACTH): Bluthochdruck, Stammfettsucht (der Rumpf ist rund), Mondgesicht (rund und rot), Stiernacken, Diabetessymptome.
- Conn-Syndrom (Störung der Nebennierenrinde mit erhöhter Aldosteronproduktion): Bluthochdruck, Verstopfung, Herzrhythmusstörung, häufiges Wasserlassen, vermehrter Durst.
- Wachstumsstörungen (Störung der Hypophyse im Bereich des STH-Wachstumshormons): von Minderwuchs bis Akromegalie.
- Erkrankungen des Nervensystems (Störung des Hormonhaushalts, Immunsystems, Stoffwechsels): von apathisch bis übererregt.

Der Krankheitsverlauf

Hashimoto kann sehr facettenreich sein. Zu wissen, was im Körper vor sich geht, ist wichtig, um das eigene Befinden einordnen zu können. Auch Familie und Freunde bringen mehr Verständnis und Unterstützung auf, wenn sie informiert sind, was bei Ihnen gesundheitlich gerade passiert.

Wie Hashimoto entsteht

Oft zeigt sich Hashimoto, die Entzündung der Schilddrüse, erstmals nach hormonellen Umstellungen, allerdings auch nach Infektionen oder starken psychischen Belastungen sowie Jodüberdosierungen, etwa nach Untersuchungen mit jodhaltigen Kontrastmitteln.
Die Entzündung ist jedoch meist schon längere Zeit vor dem Auftreten der ersten Symptome aktiv. Leichte Beschwerden, die in dieser

Zeit eventuell auftreten, werden anderen Erkrankungen zugeordnet. Eine Diagnose ist auch deshalb so schwierig, weil bei Hashimoto die verschiedensten Symptome auftreten können (siehe S. 68). An diese Krankheit wird meist schlichtweg nicht gedacht. Erst in letzter Zeit rückt sie etwas mehr in das Bewusstsein der Ärzte und Heilpraktiker.

Die Ursachen und Auslöser

Weshalb und wie Hashimoto entsteht beziehungsweise ausgelöst wird, ist noch unklar. Eine Reihe höchst unterschiedlicher Fakten kann bei einzelnen Gruppen von Betroffenen beobachtet werden. Sie können also durchaus eine Rolle spielen. Es werden mehrere sehr unterschiedliche Möglichkeiten diskutiert:

- genetische Disposition: Innerhalb von Familien tritt die Krankheit gehäuft auf, wobei nicht jedes Familienmitglied erkrankt. Lediglich die Neigung zu Hashimoto ist gegeben.
- Jodüberdosierung, zum Beispiel durch Jodzufuhr über die Nahrung (Meeresfische, jodhaltiges Speisesalz; siehe S. 94) oder jodhaltige Medikamente (Tabletten, Röntgenkontrastmittel; siehe S. 85, 78)
- Infektionskrankheiten wie Pfeiffersches Drüsenfieber oder Gürtelrose, aber auch Mumps: Das Immunsystem erkennt im Schilddrüsengewebe das gleiche Muster wie in manchen Krankheitserregern. Deshalb greift es das körpereigene Gewebe an.
- hormonelle Umstellungen wie Pubertät, Schwangerschaft, Stillzeit oder Wechseljahre (siehe S. 65)
- psychische Belastungen und massive Stresssituationen: Das eventuell durch häufige Infekte bereits belastete Immunsystem kann in Kombination mit Hormonschwankungen (z. B. Pubertät, Schwangerschaft, Wechseljahre) durch psychische Belastungen und Stress noch mehr durcheinandergeraten.
- radikale Diäten mit starkem, raschem Gewichtsverlust (siehe S. 56).

- Umwelteinflüsse und Schadstoffbelastung: Durch Abgase, Holzschutzmittel oder Insektizide wird das Immunsystem belastet.
- Strahlenbelastung: Bei medizinischen Untersuchungen eingesetzte Strahlen (Röntgen, Szintigraphie) können das Gewebe der Schilddrüse schädigen.
- Freie Radikale stehen in neueren Studien im Verdacht, das Immungeschehen anzuheizen.

Hashimoto schleicht sich ein

Hashimoto-Thyreoiditis beginnt häufig schleichend und unauffällig. Unmerklich entwickelt sich eine Erkrankung, die auch nach der Diagnose und Einstellung mit Medikamenten individuell völlig unterschiedlich verlaufen kann. Sie können unter Müdigkeit, Schwindel oder Verstopfung leiden. Oder eine Kehlkopfentzündung löst eine Grippe ab, und ein paar Wochen später haben Sie Kreislaufprobleme. Die Beschwerden werden jeweils einzeln gesehen und behandelt. Das ist ganz normal, denn man geht ja erst wegen der Grippe zum Arzt und später wegen des Kreislaufproblems. Bis Sie einen Arzt gefunden haben, der sämtliche Beschwerden miteinander in Verbindung bringt und gegebenenfalls die Diagnose Hashimoto stellt, kann es einige Zeit dauern.

Die richtige Hormondosis finden

Haben Sie die Diagnose Hashimoto erhalten, wird Ihr Arzt die Einnahme eines T4-Medikaments (z. B. Thyroxin) verordnen, um den Schilddrüsenhormonspiegel zu erhöhen und die Schilddrüse zu entlasten. Er wird empfehlen, mit einer niedrigen T4-Dosis (z. B. 25 µg) zu beginnen und diese je nach Bedarf (Laborkontrolle) zu erhöhen. Manche Patienten haben einen sehr milden Verlauf und sind bereits mit der niedrigen Dosis beschwerdefrei. Andere Betroffene

haben Probleme, die richtige Hormondosis zu finden, weil die Symptome und der Krankheitsverlauf »verrücktspielen«. Das hängt vor allem mit den starken Schwankungen und dem ständigen Wechsel von Überfunktion und Unterfunktion zusammen.
Bei der Überfunktion sind zu viele Schilddrüsenhormone im Blutkreislauf. Es kommt zu Symptomen wie Bluthochdruck, Herzrasen, Zittern der Hände und innerer Unruhe. Bei der anschließenden Schilddrüsenunterfunktion sind zu wenige Schilddrüsenhormone im Blut unterwegs. Hier stehen Symptome wie Müdigkeit, Schwäche, Antriebslosigkeit, Verdauungsprobleme (siehe auch Tabelle S. 68) im Vordergrund.
Im Falle solcher Schwankungen sind für die Regulierung der Schilddrüsenhormone oft Wechseldosen des T4-Medikaments nötig. Das heißt, es werden unterschiedliche T4-Dosierungen im täglichen Wechsel eingenommen (z. B. 100 µg/125 µg). Die richtige Dosierung zu finden, kann manchmal längere Zeit dauern.

EIN LEBEN OHNE BESCHWERDEN

Auch wenn Hashimoto-Thyreoiditis eine lebenslange Erkrankung ist, können Sie trotzdem ein weitgehend symptomfreies Leben führen und sich so wohl fühlen, dass Sie die Krankheit ganz vergessen. Begeben Sie sich zu einem Internisten oder Endokrinologen (siehe S. 74) in Behandlung, bei dem Sie sich aufgehoben fühlen. Zusätzlich zur schulmedizinischen Versorgung ist die Betreuung durch einen guten Heilpraktiker sehr zu empfehlen. So können Sie die schubweise auftretenden Veränderungen Ihres Befindens in den Griff bekommen.

Hormonelle Ausnahmezeiten

In Zeiten, in denen sich der Körper verändert, verändert sich auch der Hormonbedarf. Hauptsächlich betrifft das Pubertät, Schwangerschaft, Stillzeit und Wechseljahre. Die Einnahme oder Zufuhr von Hormonpräparaten wie die Antibabypille oder Hormonpflaster sorgen für zusätzliche hormonelle Schwankungen im Körper.

Einnahme der Antibabypille

Verhüten Sie mit der Antibabypille oder anderen Hormonpräparaten, erhöht sich der Stoffwechsel sowie die Menge an weiblichen Hormonen (siehe S. 54). Dadurch gerät die Schilddrüseneinstellung bei Hashimoto durcheinander, was Sie an wechselnden Über- und Unterfunktionssymptomen merken. Es kann deshalb sein, dass Sie die T4-Dosis immer wieder neu anpassen müssen.

Schwangerschaft und Stillzeit

Frauen können von Haus aus während Schwangerschaft und Stillzeit verschiedenste Wechselbäder der Gefühle und Stimmungen durchlaufen. Haben Sie Hashimoto, ist es durchaus möglich, dass

UNERFÜLLTER KINDERWUNSCH

Hat sich Ihr Kinderwunsch bislang nicht erfüllt, sollten Sie die Hormone Östradiol, Progesteron und Prolaktin messen lassen. Denn Hormonschwankungen bei Hashimoto können auch die weiblichen Hormone beeinflussen. So kann es vorkommen, dass Sie trotz Regelblutung keinen Eisprung haben (siehe S. 52).

Sie diese Stimmungsschwankungen extremer spüren als andere (werdende) Mütter. Auch die für Hashimoto typischen Symptome können ausgeprägter vorhanden sein. Das liegt daran, dass die allgemeinen hormonellen Veränderungen auch Schwankungen der Schilddrüsenhormone nach sich ziehen. Da der Körper in der Schwangerschaft zwei Lebewesen zu versorgen hat, läuft das ganze System auf Hochtouren. Später, in der Stillzeit, produziert die Brust Milch und passt diese immer wieder dem Bedarf des wachsenden Kindes an. Nach der Stillzeit fährt das ganze System auf »Normalbetrieb« für eine Person zurück. Der Stoffwechsel verlangsamt sich wieder, der Hormonbedarf sinkt.
Bei der komplexen Hashimoto-Erkrankung ist in diesen Zeiten die Einstellung der Schilddrüsenhormone nicht ganz einfach, aber möglich. Wichtig ist, dass Sie während Schwangerschaft und Stillzeit auf Ihren Körper und seine Signale hören und vertrauen. Durch regelmäßige Blutkontrollen (alle fünf bis sechs Wochen oder nach Symptomen und Befinden) kann man die Schilddrüsenhormone in der Regel gut einstellen. Unterstützend stehen auch eine Vielzahl naturheilkundlicher Mittel und Therapien zur Auswahl, die Sie je nach Symptomen auswählen können (siehe ab S. 130).

Wechseljahre

Eine große hormonelle Herausforderung für den Körper sind die Wechseljahre. In dieser Zeit stellt er sich auf ein ruhigeres Leben ein – mit einer Schwangerschaft wird vom körperlichen System nicht mehr gerechnet, der Östrogenspiegel sinkt. Doch auch Männer werden durch Wechseljahre beeinflusst. Zwar spüren sie die Auswirkungen nicht so deutlich wie die Frauen, da der Testosteronspiegel kontinuierlich und langsam sinkt, dennoch sind sie ebenfalls Hormonschwankungen unterworfen. Während Frauen in den

Wechseljahren meist um 50 Jahre alt sind, beginnt bei Männern der Testosteronspiegel bereits rund zehn Jahre früher abzufallen.
Ob Frau oder Mann: Die medikamentöse Einstellung der Schilddrüsenhormone ist in den Wechseljahren eine Herausforderung für Patient und Therapeut. Da der Bedarf an Schilddrüsenhormonen stetig abnimmt, wird die Hormonzufuhr durch Medikamente immer mal wieder zu hoch sein. Es besteht deshalb häufiger die Möglichkeit, in eine Schilddrüsenüberfunktion zu geraten. Wird das T4-Medikament dagegen zu niedrig dosiert, reicht es dem Körper nicht aus, es kommt zu einer Schilddrüsenunterfunktion.
Deshalb sollten Frauen ab und zu den Östrogenspiegel und Männer häufiger den Testosteronspiegel kontrollieren lassen. Um gelegentlichen Symptomen entgegenzuwirken, empfehlen sich unterstützend auch naturheilkundliche Mittel (siehe ab S. 115).

Vielfältige Hashimoto-Symptome

So unterschiedlich der Verlauf von Hashimoto ist, so verschieden können die auftretenden Symptome sein. Die Krankheit betrifft oft den ganzen Körper – vom Haaransatz bis zu den Zehen können Symptome auftreten (siehe Tabelle S. 68). Da die Erkrankung oft erst entdeckt wird, wenn sie schon aktiv ist, die Schilddrüse sich also im Stadium der Über- oder Unterfunktion befindet, ist es sehr schwierig, die ersten Erscheinungen zu differenzieren.
Eine Komplikation von Hashimoto, die extrem selten vorkommt, ist Hashimoto-Enzephalopathie. Sie geht mit Halluzinationen, epileptischen Anfällen und psychiatrischen Symptomen einher. Die Wahrscheinlichkeit, dass Sie diese Komplikation bekommen, ist verschwindend gering. Ich habe sie hier lediglich der Vollständigkeit halber erwähnt.

Die ersten Anzeichen

In der Anfangsphase von Hashimoto sind Symptome der Schilddrüsenüberfunktion vordergründig, später werden sie von Unterfunktionssymptomen abgelöst. Auch ein Wechsel zwischen diesen beiden Formen ist möglich. Er wird durch den schwankenden Hormonspiegel verursacht. Häufig stehen Kopfschmerzen, Schwindel, Müdigkeit, Erschöpfung, Gereiztheit, Konzentrationsprobleme und wiederkehrende Infekte im Vordergrund. Zusätzlich können Beschwerden auftreten, die auf die Antikörperaktivität, den aktuellen Jodspiegel im Blut oder den akut ablaufenden Prozess innerhalb des Immunsystems zurückzuführen sind. Das Beschwerdebild ist oft so breit gefächert, dass man es nur schwer einer Kategorie zuordnen kann – Hashimoto legt sich nicht fest.

Symptome in der Übersicht

In der folgenden Tabelle finden Sie eine Vielzahl von Symptomen, die bei Hashimoto auftreten können. Die Punkte in den Tabellenspalten zeigen Ihnen, was für das entsprechende Symptom verantwortlich ist beziehungsweise in welcher Phase der Erkrankung Sie sich befinden (Überfunktion oder Unterfunktion). Leiden Sie etwa unter innerer Unruhe, ist der Grund wohl eine Überfunktion (Spalte Üf). Haben Sie Herzstolpern, könnte das an einer Unterfunktion (Uf) liegen. Steht ein salziger Geschmack im Vordergrund, haben Sie zu viel Jod aufgenommen (Jod). Atemnot über 1200 Meter Höhe oder Angstzustände sind Symptome, die entweder allgemein für Hashimoto typisch sind oder durch hormonelle Schwankungen (Wechsel zwischen Über- und Unterfunktion; Spalte Hor) bedingt sind. Leiden Sie an häufigen Infekten, sind wohl erhöhte TPO-Antikörper der Grund. Es ist sehr unwahrscheinlich, dass alle Symptome gleichzeitig auftreten, ich habe mich nur um Vollständigkeit bemüht.

	URSACHE				
SYMPTOM	Üf	Uf	Jod	Hor	TPO
Akne	•		•		
Angstzustände				•	
Antriebslosigkeit		•		•	
Apathie		•		•	
Arthroseneigung				•	
Atemnot über ca. 1200 m Höhe		•		•	
Augen blendungsempfindlich		•		•	
Augen brennen				•	
Augen trocken		•		•	
Augen, Bindehautentzündungen		•	•	•	
Augen, Fremdkörpergefühl		•		•	
Augen, Hornhautentzündungen				•	
Belastbarkeit gering		•			•
Bewegungseinschränkung				•	•
Blähungen		•			
Blutdruck hoch	•		•		
Blutdruck niedrig		•		•	
Blutzuckerspiegel verändert				•	
Cholesterinspiegel erhöht				•	
Denkhemmung		•		•	
Depression		•		•	•
Diabetesneigung	•			•	
Durchfall	•				
Durstgefühl	•				
Eisenmangel		•			
Ekzeme		•	•		
Frieren		•		•	
Gangunsicherheit					•

Üf = Überfunktion, Uf = Unterfunktion, Jod = Jodüberdosierung,
Hor = hormonbedingt und stadienübergreifend, TPO = TPO-Antikörper

SYMPTOM	URSACHE Üf	Uf	Jod	Hor	TPO
Gelenkschmerzen				•	•
Gereiztheit				•	•
Gesichtsausdruck erstarrt		•			
Gewichtsverlust	•			•	
Gewichtszunahme		•		•	
grippeähnliche Infekte, häufige				•	•
Haarausfall		•		•	
Haare trocken, stumpf, brüchig		•			
Hände kribbeln, schlafen ein		•			
Hände zittern	•				
Haut blass, trocken, rau, kühl		•			•
Haut warm und feucht	•				
Hautausschlag			•	•	
Hauterscheinungen		•	•	•	
Hautveränderungen		•	•		•
Heiserkeit			•	•	
Heißhunger	•				
Herzrasen	•	•	•	•	
Herzrhythmusstörungen	•	•		•	
Herzstolpern		•		•	
Hitzegefühl	•				
Husten			•		•
Jodallergie			•		
Juckreiz					•
Karpaltunnelsyndrom		•			
Knochenbruchneigung	•			•	
Knochenschmerzen	•			•	
Konzentrationsprobleme		•		•	

	URSACHE				
SYMPTOM	Üf	Uf	Jod	Hor	TPO
Kopfschmerzen				•	
Leberwerte erhöht	•				•
Leistungsfähigkeit vermindert		•		•	
Lustlosigkeit		•		•	
Lymphknoten geschwollen					•
Magen-/Darmprobleme			•	•	•
Müdigkeit		•			
Muskelentzündung				•	•
Muskelerkrankung				•	
Muskelermüdung, rasche		•		•	•
Muskelschmerzen				•	•
Muskelverspannungen				•	
Nackenschmerzen				•	
Nackenverspannungen				•	
Nägel trocken, stumpf, brüchig		•			•
Nasenschleimhaut geschwollen		•			
Nervosität	•		•		
Ohnmachtsneigung		•			
Ohrgeräusche (Tinnitus)				•	
Panikattacken				•	
Pigmentflecken		•			
psychische Wechselbäder				•	
Puls langsam		•			
Reflexe lebhaft	•			•	
Reflexe verlangsamt		•		•	
Rheumaneigung				•	•
Ruhetremor	•				
salziger Geschmack			•		

Üf = Überfunktion, Uf = Unterfunktion, Jod = Jodüberdosierung,
Hor = hormonbedingt und stadienübergreifend, TPO = TPO-Antikörper

	URSACHE				
SYMPTOM	Üf	Uf	Jod	Hor	TPO
Schilddrüse vergrößert		•		•	
Schilddrüse verkleinert				•	•
Schlaflosigkeit	•				
Schleimhäute, trocken		•			•
Schluckbeschwerden				•	
Schnupfen			•		•
Schwäche		•			•
Schweißausbrüche	•				
Schwerhörigkeit				•	
Schwindel				•	•
Schwitzen	•			•	
Sehstörungen				•	
sexuelles Verlangen gering		•		•	
Stimme rau				•	
Stimmungsschwankungen				•	•
Strangulationsgefühl				•	
Stuhlgang häufig	•				
Übelkeit			•	•	•
übererregt	•			•	
Unruhe, körperliche	•		•		
Unruhe, innere	•		•		
Verdauungsprobleme				•	•
Verstopfung		•			
Wassereinlagerung (Gesicht, Beine)		•			
Wortfindungsstörungen		•		•	
Zahnprobleme				•	
Zyklusstörungen				•	

Diagnose und Untersuchungen

Da im Anfangsstadium von Hashimoto oft nur die vielfältigen Symptome auffällig sind, wird üblicherweise lediglich der TSH-Wert untersucht, um eine Schilddrüsenerkrankung auszuschließen. Verlassen Sie sich auf Ihr Gefühl! Sie dürfen ohne schlechtes Gewissen auf weiteren Untersuchungen bestehen.

Wie wird die Schilddrüse untersucht?

Bei Verdacht auf eine Schilddrüsenerkrankung sollte im Vordergrund einer ärztlichen Untersuchung stets ein ausführliches Gespräch stehen, das die Symptome und Ihr Befinden klärt. Neben der Bestimmung der Blutwerte (siehe S. 75) gibt es noch eine Reihe von weiteren Untersuchungsmöglichkeiten (siehe S. 76). Dazu gehören Inspektion, Abtasten und Abhören der Schilddrüse,

Kontrolle auf Stimmveränderung, Blutdruck-, Gewichts-, Größenbestimmung sowie ein Ultraschall. Zum Standard einer Erstuntersuchung gehört die Laboruntersuchung von TSH, fT3, fT4, TPO-Antikörper und TRAK-Antikörper (um eine Mischform mit Morbus Basedow auszuschließen). Es werden die freien Schilddrüsenhormone, also fT4 und fT3, untersucht, da sie im Körper aktiv und damit aussagekräftiger sind als die Speicherform T4/T3.

Die Bluttests

Hat der Arzt nach der ausführlichen Besprechung den Verdacht auf Hashimoto, veranlasst er einen Bluttest. Für diese Untersuchung muss man nicht nüchtern sein, sie ist jederzeit möglich. In der Regel liegen die Ergebnisse des TSH, fT4 und fT3 der Praxis innerhalb eines Tages vor, die Antikörperauswertung dauert etwa zwei Tage. Ist eine Auffälligkeit zu erkennen, wird Ihnen Ihr Therapeut ein T4-Hormonpräparat in einer angepassten Dosierung verschreiben (etwa L-Thyroxin, Euthyrox; siehe S. 81). Außerdem wird er einen Kontrolltermin nach sechs Wochen mit Ihnen vereinbaren. Am Tag der Blutuntersuchung sollten Sie das Schilddrüsenmedikament nicht einnehmen, da dies die Ergebnisse verfälschen könnte.

Die Normwerte

Die Normwerte können von Labor zu Labor abweichen. Bei den in der Tabelle auf S. 75 angegebenen Werten handelt es sich um die derzeit gängigsten für Erwachsene. Die Normwerte für Kinder und Jugendliche können Sie bei Ihrem Arzt oder dessen Labor erfragen. Häufig liegen sämtliche Laborwerte innerhalb der Norm, und man hat trotzdem Beschwerden. Das liegt daran, dass die Normwerte oft weiter gefasst sind als die persönliche Toleranzgrenze. Folgende Angaben können Sie als Orientierungshilfe sehen:

- Angestrebt wird ein TSH-Wert um 1,0 bis 1,5 mU/L. Bei schilddrüsenoperierten Patienten sollte er unter 1,0 liegen. Ist der TSH-Wert erhöht, können Sie sich in einer Schilddrüsenunterfunktion befinden. Liegt er etwa bei 2,8, also noch innerhalb der Norm, ist es möglich, dass Sie trotzdem unter Symptomen der Unterfunktion leiden. Ist der TSH-Wert niedrig, können Sie sich in einer Überfunktion befinden. Bei einem Wert von 0,5 kann es beispielsweise sein, dass Sie Überfunktionssymptome spüren. Allerdings beweist der TSH-Wert allein im Rückschluss nicht eine Über- oder Unterfunktion, sondern weist lediglich darauf hin. Bei der medikamentösen Einstellung mit T4 (Thyroxin) sollten Sie und Ihr Arzt deshalb darauf achten, dass ein konstanter TSH-Wert erreicht wird.
- Neben der Frage, ob fT4 und fT3 in der Norm liegen, ist es interessant, wie groß der Abstand zwischen den beiden Werten ist. Ist er größer als etwa 50 Prozent des fT4-Werts, besteht der dringende Verdacht, dass nicht genügend fT4 in fT3 umgewandelt wird. Die beiden Werte sollten nahe beieinander liegen. Ist fT4 etwa bei 1,5 und fT3 bei 3,8, kann es sein, dass Sie die Symptome der hormonellen Schwankungen spüren (siehe S. 68). Liegt der fT4-Wert regelmäßig an der Obergrenze der Norm und der fT3-Wert an der Untergrenze, kann über die zusätzliche Einnahme von T3 (zum Beispiel Thybon) nachgedacht werden (siehe S. 82).

WER UNTERSUCHT DIE SCHILDDRÜSE?

Für die Untersuchung der Schilddrüse sind Internisten oder Endokrinologen zuständig. Letztere sind Ärzte, die sich auf Hormondrüsen spezialisiert haben.

DIE SCHILDDRÜSEN-NORMWERTE

Analyse	Normwert	andere Angabe
T3	0,9 – 1,8 ng/ml	1,4 – 2,8 nmol/L
T4	5,5 – 11,0 ug/dl	77 – 142 nmol/L
fT3	3,5 – 8,0 ng/ml	5,4 – 12,3 pmol/L
fT4	0,8 – 1,8 ng/dl	10 – 23 pmol/L
TSH	0,3 – 3,5 mU/L	–
TPO-AK	‹ 35 U/ml › 35 U/ml	negativ positiv
Tg-AK	‹ 100 U/ml 100 –200 U/ml › 200 U/ml	negativ grenzwertig positiv
TRAK-AK	‹ 1,8 IU/L › 1,8 IU/L	negatlv positiv
Serum/Plasma Selen	50 – 120 µg/L	–

Sind die Blutwerte bekannt, ist es wichtig zu wissen, wie man sie interpretiert. Folgende Laborangaben sind ein Hinweis auf Hashimoto-Thyreoiditis:

- TPO-Antikörper positiv
- fT3 und fT4 niedrig
- TSH wird im Stadium der Unterfunktion erhöht (ab 2,5) und im Stadium der Überfunktion erniedrigt (unter 1) sein.

Ein zusätzlicher Hinweis auf eine Schilddrüsenentzündung ist die Erhöhung der folgenden Werte: Lymphozyten (über 50 %), Blutsenkung (über 10/20 mm), Cholesterin (über 200 mg/dl).

Regelmäßige Kontrollen

Da Hashimoto eine chronische Erkrankung ist und diese immer wieder zwischen den verschiedenen Stadien Überfunktion und Unterfunktion wechseln kann, ist es ratsam, dass Sie Ihre Blutwerte regelmäßig überprüfen lassen. Zwischen den Kontrollen sollten mindestens fünf Wochen liegen, da hauptsächlich T4, also das lange wirksame Reservehormon, eingenommen wird, um einen stabilen Hormonspiegel zu erreichen. Es dauert etwa vier Wochen, bis der T4-Speicher aufgefüllt beziehungsweise reguliert ist. Danach sollte noch etwas gewartet werden, um zu sehen, wie die Schilddrüse mit dieser Unterstützung von außen umgeht. T4 ist im Blut etwa sieben Tage lang nachweisbar; T3, das aktive Hormon, nur etwa 24 Stunden lang. Die Antikörper sollten je nach Befinden und Symptomen kontrolliert werden. Liegen keine besonderen Schwankungen vor, sind halbjährliche Tests ausreichend.

Weitere Untersuchungsmöglichkeiten

Auch wenn der Untersuchungsschwerpunkt auf den aussagekräftigen Bluttests liegt, sollte man trotzdem nicht vergessen, dass es weitere sinnvolle Diagnosemöglichkeiten gibt. Dafür sollte Ihr Arzt die Schilddrüse anschauen, abtasten und abhören. Auch eine Ultraschalluntersuchung gehört zum Standardprogramm. Wenn Sie sich wohl fühlen und denken, dass Sie hormonell gut eingestellt sind, sind halbjährliche bis jährliche Kontrollen ausreichend.

Inspektion und Abtasten

Eine normal große Schilddrüse ist bei der Inspektion üblicherweise nicht sichtbar, im Falle von Hashimoto verkleinert sie sich fast immer. Zudem sollte auf Veränderungen der Halsgefäße und der Halswirbelsäule geachtet werden. Durch Abtasten erhält der Arzt

oder Heilpraktiker einen ersten Eindruck von Größe, Struktur (derb oder weich), Verschieblichkeit, Druckempfindlichkeit und einer eventuell übermäßigen Erwärmung der Schilddrüse sowie einer Vergrößerung der Lymphknoten.
In seltenen Hashimoto-Fällen vergrößert sich die Schilddrüse nach innen und fordert dort entsprechend Raum. Dadurch kann es zu Stimmveränderungen wie Heiserkeit, aber auch zu Schluckbeschwerden und sogar zu Atemnot kommen.

Abhören

Mit dem Stethoskop kann der Behandler ein »Schwirren« über der Schilddrüse wahrnehmen. Dieses Geräusch, verursacht durch eine vermehrte Durchblutung, weist auf eine Überfunktion hin.

Ultraschalluntersuchung

Größe, Form, Struktur sowie eventuelle Knoten und Zysten der Schilddrüse kann man per Ultraschall sichtbar machen. Für eine normal große Schilddrüse gilt ein Volumenrichtwert von 10 bis 16 Millilitern. Bei dieser Untersuchung wird in echoreich und echoarm unterschieden. Echoarm bedeutet, dass Gewebe abgestorben oder zerstört worden ist.

Röntgen

Beim Röntgen wird der Körper »durchleuchtet«. Die Röntgenstrahlen gehen durch das Gewebe und können so Veränderungen sichtbar machen. Im Fall von Hashimoto ist Röntgen eine eher selten angewendete Untersuchung. Beim Röntgen ist grundsätzlich nur eine deutlich vergrößerte Schilddrüse zu erkennen. Bei Hashimoto verkleinert sich die Schilddrüse jedoch in der Regel, da Gewebe abstirbt.

Szintigraphie

Bei einer Szintigraphie wird dem Patienten radioaktives Jod gespritzt. Da der Körper Jod hauptsächlich in der Schilddrüse speichert – der Rest wird über den Urin ausgeschieden –, werden von dort Impulse ausgesandt, die mit einer speziellen Kamera aufgezeichnet werden. Das Szintigramm zeigt die Verteilung der Jodspeicherung innerhalb der Schilddrüse, es ist also eine Aufzeichnung der Aktivitätsverteilung. In Bereichen mit hoher Aktivität können sogenannte heiße, in Gebieten mit wenig Aktivität kalte Knoten vorkommen. Kalte Knoten können ein Hinweis auf bösartige Veränderungen sein. Um diese Diagnose zu sichern, ist allerdings die Entnahme einer Gewebeprobe notwendig.

THYREOTOXISCHE KRISE

Durch die Gabe von jodhaltigen Kontrastmitteln (etwa vor einer Szintigraphie) kann es zu einer Thyreotoxischen Krise kommen, wenn der Patient sich gerade im Stadium der Schilddrüsenüberfunktion befindet. Daher sollten Sie vor einer entsprechenden Untersuchung Ihre Schilddrüsenwerte kontrollieren lassen.

Folgende Symptome können bei diesem Notfall auftreten:

- **Herzfrequenz über 100 Schläge pro Minute (Tachykardie) und unregelmäßiger oder fehlender Rhythmus (Tachyarrhythmie)**
- **Fieber bis 41 °C, Schwitzen, Austrocknung**
- **psychosomatische Unruhe, Angst**
- **Durchfall, Erbrechen**
- **Muskelschwäche, Schwäche, Kraftlosigkeit**
- **schläfriger Zustand bis Koma**

THERAPIEN BEI HASHIMOTO

Ist die Diagnose Hashimoto gestellt, beginnt die Hormoneinstellung. Außer regelmäßigen Kontrollen werden oft wenig Hilfestellungen angeboten. Doch es gibt eine unglaublich große Anzahl Behandlungsmöglichkeiten. Eine Kombination aus Schulmedizin und naturheilkundlichen Therapien kann Sie wieder fröhlich und Ihr Leben wieder lebenswert machen. Lassen Sie sich auf Neues ein und finden Sie die Therapiekombination, die Ihnen gut tut.

Schulmedizinische Behandlung

Liegt die Diagnose Hashimoto-Thyreoiditis vor, wird Ihr Arzt durch die Gabe von Schilddrüsenhormonen eine Basis schaffen, von der aus Sie die Erkrankung in den Griff bekommen und Ihr Befinden erheblich verbessern können.

Hormone und Spurenelemente

Nach der Diagnose Hashimoto wird der Arzt Ihnen ein Hormonpräparat verschreiben. Hier stehen das Hormon Thyroxin (T4) sowie das Hormon Trijodthyronin (T3) zur Verfügung (siehe S. 81) Die Wirkung der Hormone wird in regelmäßigen Laborkontrollen überprüft und die Dosierung an den jeweiligen Wert angepasst. Die Kontrolle der freien Schilddrüsenhormone fT3 und fT4 (siehe S. 85) sollte zusätzlich zum Hypophysenhormon TSH erfolgen.

Neben den Hormonen wird die Einnahme der Spurenelemente Selen und Zink empfohlen (siehe S. 86). Spurenelemente gehören zur Gruppe der Mineralstoffe und werden vom Körper nur in »Spuren«, also in ganz geringen Mengen benötigt. Diese Mengen nimmt man normalerweise über eine ausgewogene Ernährung auf. Ist der Mensch gesund und liegt kein Mangel an Spurenelementen vor, braucht er sie sich nicht zusätzlich zuzuführen.

Obwohl die Spurenelemente im Körper so niedrig konzentriert sind, macht sich ein Fehlen mit ernstzunehmenden Mangelerscheinungen bemerkbar. Mineralstoffe und Spurenlemente werden zum Aufbau von Zähnen, Knochen, Blutzellen und Hormonen benötigt. Da die Nahrung in Deutschland nicht sehr viel Selen und Zink enthält, ist bei Hashimoto eine zusätzliche Einnahme empfehlenswert. Selen- und Zinkwerte im Blut werden nicht automatisch kontrolliert. Sie können diese Werte aber auf eigene Kosten (Selen etwa 25 Euro, Zink etwa 6 Euro) prüfen lassen. Hashimoto können Sie mit Hormonen und Spurenelementen gut in den Griff bekommen.

Einnahme von Thyroxin (T4)

Die Einnahme von Thyroxin, also T4, ist die gängigste Therapie in der Schulmedizin. Es wird bei Schilddrüsenüberfunktion, Schilddrüsenunterfunktion, Morbus Basedow und eben auch bei Hashimoto eingesetzt. Durch die Zufuhr von T4 wird ein möglichst stabiler Hormonspiegel angestrebt. Damit wird der chronisch entzündeten Schilddrüse die Arbeit erleichtert beziehungsweise komplett abgenommen. Das Thyroxin wird zuerst niedrig dosiert und nach und nach langsam erhöht, um der Hypophyse sowie der Schilddrüse die Möglichkeit zu geben, sich sanft auf die Hormonerhöhung von außen einzustellen (siehe S. 50).

EINNAHMEHINWEISE ZU THYROXIN

- Die Tagesdosis wird nüchtern, mindestens eine halbe Stunde vor dem Frühstück, mit einem großen Glas Wasser eingenommen.
- Weitere Arzneimittel sollten erst zwei Stunden nach Einnahme des Schilddrüsenhormons eingenommen werden.
- Eine zu hohe beziehungsweise zu niedrige Dosierung kann Über- beziehungsweise Unterfunktionssymptome hervorrufen.
- Bei regelmäßiger, sachgerechter Einnahme sind keine Nebenwirkungen zu erwarten.
- Vor einer Behandlung sollten Herz- und Blutdruckerkrankungen abgeklärt werden, da deren Symptome durch das Thyroxin verstärkt werden können.
- Thyroxin kann die Wirkung von blutzuckersenkenden Medikamenten abschwächen und die von gerinnungshemmenden Medikamenten verstärken.
- Thyroxin sollte nicht in Kombination mit Präparaten zur Gewichtsabnahme eingenommen werden und auch nicht, um abzunehmen.

Einnahme von Trijodthyronin (T3)

Haben Sie auch nach längeren Einstellungsversuchen mit Thyroxin (T4) unter Müdigkeit, Antriebslosigkeit, Konzentrationsproblemen sowie starker Gewichtszunahme zu leiden, wird Ihr Arzt wahrscheinlich die zusätzliche Einnahme von Trijodthyronin (T3) vorschlagen. T3 ist das sofort aktive Schilddrüsenhormon im Körper. Ein Versuch mit diesem Medikament sollte dann unternommen werden, wenn sich über einen längeren Zeitraum die freien Hor-

monwerte (fT4/fT3) nicht annähern (siehe S. 85) beziehungsweise wenn zu wenig fT3 im Blut vorhanden ist. Bedenken Sie bitte, dass die Werte von fT4 und fT3, selbst wenn sie zu weit auseinanderdriften, durchaus noch innerhalb der Normwerte des Labors liegen können (siehe S. 74). Manche Mediziner sind sehr dafür, bei auseinanderklaffenden Werten T3 zu verschreiben. Andere wiederum sind nicht der Meinung, dass Handlungsbedarf besteht, solange die freien Hormonwerte noch innerhalb der Norm liegen.
Ich habe die Erfahrung gemacht, dass die Gabe von T3 sinnvoll sein und sehr zur Linderung zahlreicher Symptome beitragen kann, wenn die freien Hormonwerte auseinanderdriften.
T3 sollte übrigens unter keinen Umständen zur Gewichtsabnahme eingesetzt werden. Die Idee, den Stoffwechsel mit einer höheren Hormondosis so »auf Trab« zu bringen, dass Gewicht verloren wird, ist eine Fehleinschätzung. Zum einen führt das zu viel eingenommene Hormon zu einer generellen Schilddrüsenüberfunktion, zum anderen reduziert sich das Gewicht meist trotzdem nicht in dem gewünschten Maße.

Fein abgestimmte Dosierung ist wichtig

Beachten Sie bei der Einnahme von T3, dass dieses sofort aktiv wird und es nicht wie bei T4 vier Wochen dauert, bis die Speicher aufgefüllt sind. Daher sollte bei T3 mit ganz niedriger Dosierung gearbeitet werden. Oft reicht bereits eine Viertel Tablette aus, um eine Reaktion hervorzurufen. Häufig wird vom Arzt ein Kombipräparat aus T4/T3 empfohlen, um nur auf ein Medikament zurückgreifen zu müssen. Für die Feinabstimmung des T3 ist jedoch eine getrennte Einnahme der beiden Hormone häufig sinnvoller. Die Regulation der Dosis sollten Sie unbedingt in Absprache mit Ihrem Arzt vornehmen.

Bei einer zu hohen Anfangsdosis beziehungsweise einer zu schnellen Steigerung der T3-Einnahme können Schilddrüsenüberfunktionssymptome auftreten. Typisch hierfür sind Herzrasen, Herzklopfen und Herzbeklemmung, innere Unruhe, Zittern, Schlaflosigkeit, Muskelkrämpfe und Durchfall (siehe ab S. 68). Wird mit der Abstimmung der Einnahme von T4 und T3 verantwortungsvoll umgegangen, kann die Kombination der beiden Hormone zu erheblichen Verbesserungen des Befindens führen.

Die Laborwerte immer im Blick

Gerade zu Beginn der Thyroxin-Einstellung sind Geduld und Fingerspitzengefühl gefragt. Erst einmal muss der benötigte Hormonspiegel erreicht werden (siehe S. 75), bevor man sich auf einen »Wohlfühlwert« einpendeln kann.

Bei vielen Patienten sind ein bis zwei Anpassungen ausreichend, bis sie beschwerdefrei sind und sich wohl fühlen. Doch die anderen Fälle gibt es genauso häufig: Menschen, die für die Hormoneinstellung mehr Zeit und viel Geduld brauchen, da der körpereigene Hormonspiegel schwankt.

Die Hormonwerte sollten Sie frühestens fünf Wochen nach der ersten Thyroxingabe beziehungsweise nach der Änderung der Dosis kontrollieren lassen, da es mindestens vier Wochen dauert, bis der T4-Speicher aufgefüllt beziehungsweise reguliert ist.

In vielen Hashimoto-Fällen ist es erstrebenswert, den Wert des Hypophysen-Hormons TSH bei 1 bis 1,5 einzupendeln. In diesem Bereich wird die Schilddrüse zwar entlastet, hat aber immer noch selbst die Möglichkeit, Hormone zu produzieren. Nur in vereinzelten Fällen, wenn der Körper völlig »verrücktspielt«, macht es Sinn, den TSH-Wert auf null herunterzufahren und Ruhe einkehren zu lassen. In diesem Fall arbeitet die Schilddrüse nicht mehr. Dies führt zu einer sinkenden Zahl der Antikörper, da das Immunsystem keine fehlerhafte, »körperfremde« Tätigkeit mehr zu bekämpfen hat (siehe S. 56). Da die Antikörper für verschiedene Symptome verantwortlich sind (zum Beispiel Magen-Darm-Beschwerden, geringe Belastbarkeit, Stimmungsschwankungen), könnte Ruhe in diesem Bereich auch zu einer Verbesserung des körperlichen Zustands führen. Geht es Ihnen gut und ist Ihr Hormonspiegel stabil, dann reichen Laborkontrollen im Abstand von sechs Monaten aus.

WICHTIGE HORMONWERTE

Für eine gute Einstellung Ihres Hormonspiegels empfiehlt es sich, die folgenden Werte regelmäßig überprüfen zu lassen (siehe S. 75) und bei Bedarf die zugeführte Hormondosis anzupassen:

- **fT4 sollte im oberen Drittel des Normwerts (0,8–1,8ng/dl) liegen.**
- **fT3 befindet sich Idealerweise in der Mitte der Normwerte (3,5–8 ng/ml) und in nicht zu großem Abstand zu fT4.**
- **TSH sollte zwischen 1 und 1,5 (Normwert 0,3–3,5mU/L) liegen.**

Hormonpräparate mit Jodzusatz

Bei Hormonpräparaten mit Jodzusatz ist Vorsicht angeraten. Sie werden in der Regel verschrieben, um einer Schilddrüsenunterfunktion entgegenzuwirken. Dies ist dann bedenklich, wenn Hashimoto noch nicht festgestellt wurde. Bei Hashimoto sollte auf eine Jodzufuhr grundsätzlich verzichtet werden, denn es liegt kein zu niedriger Jodspiegel im Blut vor, sondern ein Mangel an Hormon (siehe S. 49).

Fast das gesamte aufgenommene Jod wird in der Schilddrüse gespeichert, wo es für die Umwandlung der Schilddrüsenhormone verwendet wird. Ein permanent zu hoher Jodspiegel kann, bei zusätzlicher Jodzufuhr von außen, zu einer Jodüberdosierung und zu einer Jodallergie führen. Bei Jodallergie kommt es zusätzlich zu den Symptomen der Jodüberdosierung (wie salziger Geschmack, Hautausschläge, Herzrasen, hoher Blutdruck, innere Unruhe) zu typisch allergischen Reaktionen wie brennende, juckende Augen, laufende Nase und möglicherweise Atembeschwerden.

Selen und Zink

Zusätzlich zur Hormoneinnahme empfiehlt die Schulmedizin Selen und Zink. Die beiden Spurenelemente (Mineralstoffe) wirken antioxidativ, zählen also zu den Radikalenfängern. Die sogenannten freien Radikale, die hauptsächlich bei Stoffwechselvorgängen gebildet werden, stehen im Verdacht, Körperzellen – auch die des Immunsystems – zu schädigen.

Die beiden Antioxidanzien Selen und Zink schützen also die Körperzellen und somit das Immunsystem. Sie werden nicht vom Körper selbst gebildet, sondern über die Nahrung aufgenommen beziehungsweise können auch als Nahrungsergänzungsmittel zugeführt werden. Zink hat keinen direkten Einfluss auf die Schilddrüse.

Es wird bei Hashimoto in erster Linie empfohlen, um die Infektanfälligkeit zu reduzieren. Zink unterstützt zudem die Wundheilung, wird bei Haarausfall und Hautproblemen verordnet und fördert das allgemeine Wohlbefinden. Es ist vor allem in grünen Bohnen, Rind- und Schweinefleisch, Milch und Vollkorngetreide enthalten. Die Einnahme (Höchstdosis: 20 mg täglich) sollte nicht länger als vier bis sechs Wochen und zeitversetzt zu Selen erfolgen.

SELENREICHE NAHRUNGSMITTEL

Ihren Selenspiegel können Sie auf natürliche Weise erhöhen, indem Sie regelmäßig selenreiche Nahrungsmittel wie Leber, Muskelfleisch, Fisch, Nüsse, Hülsenfrüchte und Getreide in Ihren Speiseplan einbauen.

Welche Wirkung hat Selen?

Selen ist ein Bestandteil lebensnotwendiger Enzyme, der Selenoproteine, die die Aufgabe haben, freie Radikale zu neutralisieren. Solche selenhaltige Enzyme gibt es vor allem in der Schilddrüse (sie heißen dort Deiodasen). Die Schilddrüse ist deshalb das Organ mit der höchsten Selenkonzentration. Selenhaltige Enzyme sind an der Umwandlung von T4 in T3 beteiligt. Liegt zu wenig Selen im Blut vor, kann die Umwandlung behindert werden.
Außerdem wird der Einfluss von Selen auf die Senkung der TPO-Antikörper diskutiert. Der Grund dafür könnte sein, dass Selen als Radikalenfänger die Körperzellen schützt und somit die Immunabwehr unterstützt und entzündungshemmend wirkt.
Hashimoto-Betroffene fühlen sich bei einer regelmäßigen Selenzufuhr häufig körperlich und seelisch belastbarer, können sich besser konzentrieren, und ihre Stimmung steigt.

Wer sollte Selen einnehmen?

Viele Hashimoto-Betroffene finden durch die Einnahme von Selen zu einem gesteigerten Wohlbefinden, da sich diverse Symptome bessern. Es gibt jedoch auch wenige Einzelfälle, bei denen Selen wenig bis keine Wirkung zeigt. Patienten mit Übergewicht oder familiärer Anlage von Diabetes (Typ 2) sollten auf eine Seleneinnahme verzichten, da das vermehrte Auftreten von »Alterszucker« unter Seleneinnahme diskutiert wird. Als Alternative in solchen Fällen bietet sich eventuell die Einnahme von Selen als Schüßler-Salz an (siehe S. 123). Dieses biochemische Salz ist selenhaltig, allerdings in homöopathischer Dosierung. Seine Hauptaufgabe liegt darin, das im Blut vorhandene Selen in die Körperzellen zu bringen, es wird also umgelagert.

EINNAHMEEMPFEHLUNG FÜR SELEN

Der Arzt wird Ihnen Selen üblicherweise als Natriumselenit in einer Dosis von 200 Mikrogramm täglich verschreiben. Die offizielle Höchstdosis liegt zur Zeit bei 300 Mikrogramm täglich und gilt als nebenwirkungsfrei.

- **Selen kann zu jeder Tageszeit eingenommen werden.**
- **Selen wird mit Wasser eingenommen.**
- **Es empfiehlt sich, Selen zeitversetzt zu Thyroxin einzunehmen, da sowohl Selen als auch Thyroxin über den Darm in den Blutkreislauf aufgenommen werden. So ist eine gute Verwertung beider Substanzen gewährleistet.**
- **Weitere Nahrungsergänzungsmittel sollten erst eine Stunde nach der Seleneinnahme erfolgen, damit sich beide in ihrer Wirkung nicht blockieren.**
- **Eine zu hohe Seleneinnahme kann abführend wirken.**
- **Eine langfristige Seleneinnahme ist sinnvoll, um die Immunabwehr bei Hashimoto bestmöglich zu unterstützen.**

Schilddrüsenoperation

Eine Operation wird hauptsächlich Patienten mit vergrößerter Schilddrüse und knotigen Veränderungen des Gewebes empfohlen. Bei dem Eingriff werden betroffene Gewebeteile oder die komplette Schilddrüse entfernt. Man kann durchaus ohne Schilddrüse leben, allerdings ist dann eine regelmäßige, lebenslange Hormoneinnahme (T4) nötig.

Den meisten Hashimoto-Betroffenen wird eine Operation jedoch nicht angeraten. Durch das allmähliche Absterben des Gewebes (siehe S. 56) verkleinert sich bei ihnen die Schilddrüse und liegt am Ende des Prozesses funktionslos unterhalb des Kehlkopfs. Bis zu diesem Zeitpunkt können allerdings Jahre vergehen, wenn es überhaupt so weit kommt. In der Zwischenzeit ist die Schilddrüse immer noch in der Lage, Hormone zu produzieren, sie ist noch aktiv. In vielen Fällen kann durch die Hormonzufuhr der Entzündungsprozess verlangsamt oder phasenweise sogar aufgehalten werden. Ein operativer Eingriff ohne die zusätzliche Diagnose Knoten oder Zysten ist bei Hashimoto-Thyreoiditis deshalb nicht nötig.

Radiojodtherapie

Anstelle einer Operation gibt es die Möglichkeit der Radiojodtherapie. Sie wird bei Hashimoto jedoch sehr selten angewendet, da sich hier die Schilddrüse im Laufe der Zeit von selbst verkleinert, sondern eher bei Morbus Basedow, Schilddrüsenvergrößerung oder Schilddrüsenkrebs eingesetzt. Die Radjodtherapie gilt als nicht schmerzhaft, da durch die Einnahme radioaktiver, also Strahlung abgebender, jodhaltiger Medikamente die Schilddrüse gezielt zerstört wird. So kann ein operativer Eingriff umgangen werden.

Gesundheitstipps bei Hashimoto

Der ganz normale Alltag bringt uns häufig an unsere Grenzen. Diese Belastung wirkt sich auch auf das Hormonsystem aus. Ein paar einfache Umstellungen in der Ernährung, regelmäßige moderate Bewegung und ein wacher Blick auf mögliche Stressfallen können Wunder wirken.

Eine gesunde Ernährung

Mit einer ausgewogenen Ernährung können Sie viel zu Ihrem Wohlbefinden beitragen. Schon indem Sie ein paar einfache Tipps beachten, etwa bei der Auswahl der Nahrungsmittel, tun Sie Ihrem Körper viel Gutes. Ein weiteres Plus: Durch gesunde Ernährung in Kombination mit regelmäßiger Bewegung ist es auch bei Hashimoto möglich, das Gewicht zu halten oder gar zu reduzieren.

Zucker und Kohlenhydrate reduzieren

Durch den verlangsamten Stoffwechsel in der Schilddrüsenunterfunktion neigen Hashimoto-Betroffene häufig zu Gewichtszunahme. Aufgrund des sensiblen Hormonhaushalts bei Hashimoto sollten Sie auf radikale Diäten verzichten (siehe S. 56). Essen Sie lieber weniger Kohlenhydrate (Weißbrot, Teigwaren) und Zucker (süße Getränke, Kuchen). Kohlenhydrate, auch alle Zuckerarten, baut der Körper während der Verdauung in Glukose (Einfachzucker) um. Nehmen Sie vorwiegend Kohlenhydrate zu sich, steigt der Zuckerspiegel im Blut stark an. Um den Blutzuckerspiegel zu senken, schüttet Ihr Körper das Hormon Insulin aus. Insulin sorgt dafür, dass der Zucker aus dem Blut eingelagert wird. In erster Linie ist von dieser Einlagerung das Muskel- und Fettgewebe des Körpers betroffen (der sogenannte »Rettungsring«). Nehmen Sie übermäßig Kohlenhydrate und Zucker zu sich, wird erst einmal alles, was der Körper nicht verbraucht, gespeichert. Wie stark der Blutzuckerspiegel steigt, ist von Nahrungsmittel zu Nahrungsmittel verschieden. Um eine günstige Auswahl an Kohlenhydraten zu treffen, können Sie sich am Glykämischen Index (Glyx; siehe Buchtipp S. 170) orientieren. Dieser gibt an, in welchem Maße der Blutzuckerspiegel beim Verzehr der jeweiligen kohlenhydrathaltigen Lebensmittel steigt.

Hochwertige Öle und Fette verwenden

Hochwertige Fette beeinflussen nicht nur die Zellneubildung und Energiegewinnung, sondern auch den Stoffwechsel, weshalb sie sich auf Hashimoto günstig auswirken. Um eine Schädigung durch stark bearbeitete Fette zu vermeiden, sollten Sie generell nur hochwertige Öle verwenden. Künstlich gehärtete oder teilgehärtete Fette bilden beim Erhitzen die sogenannten Transfette. Sie finden sich in frittierten Nahrungsmitteln wie Pommes frites, Chicken Wings, Krapfen

ÖL-EIWEISS-KOST NACH JOHANNA BUDWIG

Ein Beispiel, wie man gesundes Öl in den täglichen Speiseplan einbauen kann, ist das folgende Rezept nach Johanna Budwig. Die Apothekerin und Chemikerin (1908–2003) hatte herausgefunden, dass hochaktive Fette wie Leinöl in Verbindung mit eiweißreichen Lebensmitteln durch ihre positive Wirkung auf die Zellatmung zu Gesundheit und Wohlbefinden beitragen.
Quarkspeise mit Leinöl: 250 g Quark, 2 EL Leinöl, 4 EL Linomel (Leinsamengranulat) mit Früchten und Honig mischen.

und Blätterteig. Transfette schädigen die Gefäße und damit das Herz-Kreislauf-System. Damit es nicht falsch verstanden wird: Fette sind wichtig für den Körper, und es sollte nicht auf sie verzichtet werden. Auf die Art der Fette und Öle kommt es an.
Fette und Öle, die vorwiegend ungesättigte Fettsäuren im optimalen Verhältnis (2 Teile ungesättigt/1 Teil gesättigt) enthalten, sind ratsam. Dazu gehören etwa Rapsöl (geschmacksneutral), Olivenöl (leichter Eigengeschmack) und Leinöl (intensiver Eigengeschmack). Zum Braten gibt es spezielle Bratöle (High oleic Sonnenblumenöl oder Bio-Bratöl) mit einem hohen Anteil an ungesättigten Fetten.

Nahrungsmittel mit hohem Anteil an Antioxidanzien

Häufig hört man von Antioxidanzien und weiß, sie sind in der Nahrung enthalten und gut für die Gesundheit – aber warum? Antioxidanzien neutralisieren freie Radikale, Sauerstoffatome, die unsere Zellen, auch die des Immunsystems, schädigen. Sie zählen deshalb zu den Radikalenfängern und übernehmen eine Schutzfunktion.

Da auch die Zellen des Immunsystems von freien Radikalen geschädigt werden können, stärken Antioxidanzien auch die Immunabwehr und wirken somit entzündungshemmend. Bei Hashimoto bedeutet das, dass dem Entzündungsprozess der Schilddrüse entgegengewirkt wird und der zerstörerische Immunprozess (siehe S. 56) an dem sensiblen Organ hinausgezögert wird.
Studien deuten darauf hin, dass sich Antioxidanzien auch auf die Senkung der TPO-Antikörper auswirken.

Wie nehmen wir Antioxidanzien auf?

Antioxidanzien sind in vielen Nahrungsmitteln enthalten (von Fisch und Fleisch über Zitrusfrüchte und Blattgemüse bis zu Milch- und Vollkornprodukten; siehe Kasten unten). Bei einer ausgewogenen Ernährung nehmen wir sie täglich auf. Viel buntes Gemüse und verschiedene Obstsorten (vor allem Heidelbeeren) sind grundsätzlich, besonders aber bei Hashimoto, sehr empfehlenswert.

WORIN SIND ANTIOXIDANZIEN ENTHALTEN?

Folgende Stoffe enthalten reichlich antioxidative Substanzen:

- **Omega-3-Fettsäuren, die zu den ungesättigten Fettsäuren zählen und die der Körper selbst nicht herstellen kann, etwa in Süßwasserfisch, Mandeln, Nüssen, Tofu und Rapsöl enthalten.**
- **Bioflavonoide, die sekundären Pflanzenstoffe, die positiv auf die Blutgefäße wirken und den Cholesterinspiegel senken, sind in den meisten Obst- und Gemüsesorten und in Kräutern enthalten.**
- **Vitamine B, C und E, zum Beispiel in Fisch, Vollkornprodukten, Nüssen, Spinat und Mangold enthalten (siehe Kasten S. 94).**

EMPFEHLENSWERTE NAHRUNGSMITTEL

Um sich regelmäßig mit allen wichtigen Vitaminen und Mineralstoffen zu versorgen, sollte im täglichen Speiseplan stets einiges aus der folgenden Auswahl zu finden sein:

- Vitamin-D-haltig: **Süßwasserfische, Butter, Eigelb, Avocados**
- Vitamin-C-haltig: **Zitrusfrüchte, Erdbeeren, rote Paprika, Brokkoli, Mangold, Spinat, Kohl, Sauerkraut**
- Vitamin-B-haltig: **Erbsen, Süßwasserfisch, Vollkornprodukte, Hähnchen- und Schweinefleisch, Milchprodukte, Kartoffeln, Bananen, Avocados**
- Vitamin-E-haltig: **Nüsse, Mandeln, Sonnenblumenkerne, Spinat, Mangold, pflanzliche Öle**
- magnesiumhaltig: **Vollkornprodukte, Kleie**
- eisenhaltig: **Fleisch (vor allem Rindfleisch), Brokkoli, Mangold, Spinat, dunkelrote Beeren, Vollkornprodukte**

Auf jodreiche Nahrungsmittel verzichten

Nahrungsmittel, auf die bei Hashimoto verzichtet werden sollte, sind solche mit einem hohen Jodanteil (siehe S. 49). An erster Stelle stehen dabei Meeresfische (wie Seelachs, Schellfisch, Rotbarsch, Hering) und Meeresfrüchte sowie Algen (zum Beispiel Noriblätter). Einen besonders niedrigen Jodgehalt haben Champignons, Brokkoli, Erdnüsse (ungesalzen), Spinat, Kürbiskerne und Kuhmilch.
Nehmen Sie unbedingt Ihr Salz unter die Lupe. Meersalz ist grundsätzlich jodreich. Das »normale« Speisesalz ist oftmals mit Jod versetzt. Alternativ können Sie Himalaja-Salz oder Steinsalz verwenden.

Sportliche Betätigung

Sport ist gesund, das ist allgemein bekannt. Doch nicht jede Sportart ist für alle Menschen geeignet. Als Hashimoto-Patient sollten Sie sich auf alle Fälle regelmäßig sportlich betätigen, dabei jedoch Sportarten meiden, die Sie rasch an Ihre konditionellen Grenzen bringen, wie schnelles Joggen, Squash oder Mountainbiken. Bei leistungsorientierten Sportarten werden in kürzester Zeit viele Hormone verbraucht, und die Schilddrüse kommt mit der Produktion nicht nach (siehe S. 56). Dadurch kann ein erneuter Hashimoto-Krankheitsschub ausgelöst werden.
Bevorzugen Sie also sanftes Ausdauer- und Konditionstraining (siehe Kasten S. 96), das den Körper zwar fordert, aber nicht in kürzester Zeit auspowert.

Mit Sport gegen Hashimoto-Symptome

Sport regt den Stoffwechsel und die Durchblutung an (auch das Gehirn bekommt mehr Sauerstoff), verbessert die Leistungsfähigkeit, stärkt das Immunsystem, beugt Herz-Kreislauf-Erkrankungen vor, kräftigt die Muskeln und schützt damit vor Gelenkschmerzen – alles Vorteile, die besonders Hashimoto-Betroffene zu schätzen wissen.
Beim Sport verbrauchen Sie Energie. Diese Energie stellt der Körper aus Glukose (Zucker) und dem Hormon Cortisol aus der Nebennierenrinde (siehe S. 52) her. Glukose ist im Körper hauptsächlich im Muskelgewebe sowie in der Leber gespeichert. Das Hormon Cortisol holt sie während des Sports aus den Speichern. Zusätzlich wandelt es im Fettgewebe gespeichertes Fett in Glukose um. Beim Sport geht es somit unserem »Schwimmreifen« an die Substanz.
Wenn Sie sich gerade in einer Phase der Schilddrüsenunterfunktion befinden und mit Ihrem Gewicht kämpfen, werden Sie voller

GEEIGNETE SPORTARTEN

Sanftes Ausdauertraining eignet sich für Hashimoto-Betroffene am besten: Nordic Walking, Radfahren, Langlauf, Bodyworkouts, Tanzen, Kung Fu, Tai Chi, Qigong, Schwimmen, Wassergymnastik und Yoga. Im Prinzip können Sie alles machen, worauf Sie Lust haben, bzw. was Ihnen gut tut, nur eben nicht als Leistungssport.

Freude feststellen, wie Ihnen dabei jede Stunde Sport hilft. Apropos Freude: Beim Sport werden außerdem vermehrt Endorphine ausgeschüttet. Diese Glückshormone, wie sie auch genannt werden, heben die Stimmung und fangen Stimmungsschwankungen ab, Sie sind ausgeglichen und zufrieden. Also: Bewegen Sie sich regelmäßig und seien Sie glücklich!

Mäßig und regelmäßig lautet die Devise

Haben Sie längere Zeit keinen Sport betrieben, beginnen Sie vorsichtig und steigern Sie das Pensum langsam. Wichtig ist, dass Sie den Sport Ihrer Wahl regelmäßig durchführen. Optimal sind drei Stunden oder sechsmal eine halbe Stunde pro Woche. Achten Sie dabei jedoch stets auf Ihr Befinden, um die Gesamtstoffwechselaktivität und den Hormonhaushalt nicht zu überfordern.

Spaziergänge und sanfte Motivation

Zusätzlich zum Sport, auf alle Fälle in Krankheitsphasen, in denen Sie keinen Sport betreiben können, sollten Sie sich jeden Tag eine halbe Stunde Spazierengehen in der Natur gönnen. Vielleicht können Sie es sogar einrichten, dass Sie einmal pro Woche ein bis zwei

Stunden im Wald oder an einem See unterwegs sein können – ohne Musik zu hören oder zu telefonieren. Wichtig ist es, sich »aufzurappeln«, rauszugehen, tief durchzuatmen, die Ruhe in sich zu spüren und wieder zurück zur Natur zu finden.
Mir persönlich fiel es anfangs ziemlich schwer, mich regelmäßig sportlich zu betätigen. Erst nachdem ich mir feste Zeiten vorgenommen hatte, ging es zunehmend besser. Auch hier gilt: Setzen Sie sich nicht unter Leistungsdruck, überwinden Sie jedoch Ihren »inneren Schweinehund«. Eine Verabredung mit einem Freund oder einer Freundin hilft oft dabei, sich nicht zu drücken. Und vergessen Sie die Belohnung nicht. Wenn Sie beispielsweise ins Schwimmbad gehen, belohnen Sie sich für eine halbe Stunde Schwimmen mit einem Saunagang oder den Massagedüsen.

Stress vermeiden oder reduzieren

Stressabbau ist immer empfehlenswert, im Falle von Hashimoto besonders. In Stresssituationen schüttet der Körper vermehrt das aktivierende Hormon Adrenalin aus und bereitet sich auf Abwehr oder Flucht vor – urzeitlich geprägte Instinkte, als die Menschen noch den Säbelzahntiger fürchten mussten. Das heißt, der Körper konzentriert sich bei Stress vermehrt auf die Funktion der dafür wichtigen Organsysteme wie Herz, Kreislauf, Gehirn, Atmung, Stoffwechsel und Verdauung. Die dadurch entstehende Anspannung verbraucht nicht nur Energie, sondern auch Hormone. Im Rückschluss beeinflusst dies letztendlich auch die Schilddrüse (siehe S. 53).
Versuchen Sie deshalb im privaten wie im beruflichen Bereich Stress zu reduzieren. Das mag im ersten Moment schwierig erscheinen, doch es gibt ein paar einfache Möglichkeiten, die sich gut im Alltag umsetzen lassen (siehe Kasten S. 98).

STRESS VORBEUGEN

- Denken Sie an das alte Sprichwort: In der Ruhe liegt die Kraft! Gehen Sie beispielsweise lieber zehn Minuten früher los, als auf dem ganzen Weg zur Arbeit oder zu einer Verabredung den Druck des Zuspätkommens aushalten zu müssen.
- Stehen Sie im Stau oder stecken Sie mit öffentlichen Verkehrsmitteln fest, ärgern Sie sich nicht. Sie können es nicht ändern. Nutzen Sie die Zeit für sich. Freuen Sie sich an dem, was Sie gerade umgibt (das Mienenspiel der Menschen ist manchmal unschlagbar), machen Sie ein paar bewusste Atemzüge.
- Genießen Sie Ihre Pausen, auch wenn es nur fünf oder zehn Minuten sind: Pause ist Pause! Machen Sie es sich zur Regel, in Ruhe und vor allem im Sitzen zu essen. Hinsetzen, durchatmen und in Ruhe essen. Danach kann es weitergehen.
- Gehen Sie in Ihrer Pause nicht ans Telefon. Wer Sie dringend braucht, ruft wieder an.
- Nur 30 Minuten am Tag, die Sie sich selbst gönnen und in denen Ruhe und Stille im Vordergrund stehen (also ohne Radio, Fernsehen oder Musik), wirken bereits Wunder. Gehen Sie spazieren oder entspannen Sie bei Meditation, Yoga, Tai Chi, Qigong, autogenem Training, progressiver Muskelentspannung, Malen. Vielleicht sitzen Sie auch einfach nur da und hören in die Stille. Wichtig ist, dass Sie Ihrem Geist die Möglichkeit geben, stillzuhalten, nur zu beobachten, ohne zu bewerten. Das beruhigt die Nerven, klärt den Gedankenstrudel und tut gut.
- Auch das Zurruhekommen muss geübt werden. Es klappt vielleicht nicht sofort, doch mit der Zeit gelingt es immer besser.

Pflege von Haut und Schleimhäuten

Hashimoto-Betroffene leiden in der Unterfunktionsphase häufig an trockener Haut. Pflegen Sie sich deshalb regelmäßig und besonders aufmerksam, damit Sie sich in Ihrer Haut rundum wohlfühlen. Cremen Sie Ihren Körper nach jedem Bad und nach jeder Dusche ein. Empfehlenswert sind Melkfett (natur, mit Aloe vera oder Ringelblumenextrakt), Körperöle oder Bodylotions. Und pflegen Sie auch regelmäßig Ihre »Eingangspforten«, die von Schleimhäuten bedeckt sind, also Augen, Nase, Mund, Vagina, Darm (siehe Kasten).

TIPPS FÜR GESUNDE SCHLEIMHÄUTE

- **Augen:** künstliche Tränenflüssigkeit (z. B. Vidisic edo) 1 x täglich und bei Bedarf in die Augen tropfen.
- **Nase:** Spülungen, 1–2 x täglich, Nasendusche und Nasenspülsalz oder Nasensalbe 1 x täglich.
- **Mund:** Ölspülung/Ölziehen (mit Sonnenblumenöl oder anderem geschmacksneutralem Öl): 1 x täglich 10 bis 15 Minuten etwas Öl im Mund langsam walken, bewegen und durch die Zähne ziehen. Das Öl nicht schlucken, sondern ausspucken. Diese Pflegemaßnahme hat zusätzlich entgiftende Wirkung.
- **Vagina:** pflegende Zäpfchen, alle 3 Tage 1 Zäpfchen (z. B. Rosenvaginalzäpfchen)
- **Darm:** Bitterstoffe (z. B. Schwedenbitter, 7er Kräutertee, Heidelberger Pulver), 1–2 x täglich, vor dem Frühstück und vor dem Schlafengehen; viel stilles Wasser trinken. Bitterstoffe wirken zusätzlich kräftigend, entgiftend und verdauungsanregend.

Eine positive Einstellung zu Hashimoto

Es ist wichtig, Frieden mit seiner Krankheit zu schließen. Hat man Hashimoto als Teil von sich akzeptiert, kann man Hilfen und Therapien in seinen Alltag integrieren und auch bald wieder ein ausgeglichenes Leben führen.

Mit Ausdauer zum Erfolg

Aus meiner eigenen Erfahrung kann ich Ihnen versichern: Mit der richtigen Dosis schulmedizinischer Präparate (Hormone und Selen), einer Auswahl alternativer Therapien und einer positiven Einstellung können Sie Hashimoto-Thyreoiditis in den Griff bekommen beziehungsweise Sie werden die einzelnen Schübe kaum mehr spüren. Das Leben macht endlich wieder Freude! Bei hartnäckigen oder schwierigen Krankheitsverläufen kann dies durchaus längere Zeit dauern. Es gilt in solchen Fällen am Ball zu bleiben, nicht aufzugeben, die Hoffnung nicht zu verlieren und den Mut zu haben, neue Wege zu gehen. Aus einer Fülle von Tipps und Therapien können Sie die für Sie passenden auswählen und schon bald merken, wie es endlich wieder aufwärtsgeht.

ANGEHÖRIGE UND FREUNDE EINBEZIEHEN

Auch wenn man gerade zu Beginn der Erkrankung sehr mit sich selbst beschäftigt ist, sollte man trotzdem nicht vergessen, Angehörigen und Freunden seine Gefühle zu zeigen. Zum einen machen sie sich Sorgen um die Gesundheit des geliebten Menschen, zum anderen werden sie häufig mit dessen wechselnden Stimmungen konfrontiert. Es ist ganz wichtig, dass Sie Ihren Lieben erklären, wie es Ihnen gerade geht. Und wenn Sie selbst gerade mal nicht wissen, was eigentlich los ist, sagen Sie auch das.

Mit Leidensgenossen austauschen

Sehr hilfreich zu Beginn der Hormoneinstellung sowie in schwierigen Phasen der Erkrankung beziehungsweise bei allgemeinen Fragen und Unsicherheiten ist nicht nur der Beistand eines guten Therapeuten, sondern auch der regelmäßige Austausch mit anderen Betroffenen. Dazu kann ich die entsprechenden Internetforen wärmstens empfehlen (siehe S. 171). Die Menschen dort stehen in regem Kontakt, sind immer auf dem Laufenden und haben oft gute Kenntnisse, was spezielle Fragen zu Blutwerten oder Dosierungen angeht. Mir persönlich hat dieser Austausch sehr geholfen.

Nach vorn blicken

Ebenfalls sehr hilfreich war für mich die Verbannung meiner gesammelten Laborergebnisse und Untersuchungsbefunde – zuerst aus meinem Blickfeld und schließlich, in einem mutigen Moment, warf ich alles komplett weg. Es war einfach besser, nicht ständig an eine Erkrankung erinnert zu werden, die ich eigentlich loswerden wollte. Dieser Trennungsprozess hat sehr lange gedauert. Irgendwie gab es mir eine Art Sicherheit, die ganzen Ergebnisse und Befunde zur Hand zu haben. Langsam kam ich allerdings zu der Überzeugung, dass ich den aktuellen Zustand behandeln und positiv in die Zukunft blicken und nicht an den überholten Werten und somit auch Zuständen festhalten sollte.

Die Menschen sind unterschiedlich und so auch ihr Umgehen mit Hashimoto. Genausowenig wie es etwas bringt, sich an die Vergangenheit oder an die Krankheit zu klammern, sollten Sie sich auch nicht unter Druck setzen. Im Hier und Jetzt zu leben und entsprechend zu reagieren ist wichtig.

Heute geht es mir gut, ich spüre die Schübe kaum noch. Hauptsächlich an den Blutwerten ist noch zu erkennen, dass ein Prozess in Gang war.

Psychotherapeutische Unterstützung

Die Pflege der Seele ist einer der Schlüssel zum Wohlbefinden. Deshalb ist nach der Hashimoto-Diagnose die Begleitung durch einen guten Psychotherapeuten zu empfehlen. Gerade in Zeiten mit Angstzuständen oder Panikattacken ist die Therapie besonders hilfreich. Die am häufigsten eingesetzte Methode ist dabei die psychotherapeutische Gesprächsführung. In Gesprächen, die

sanft, provokativ oder erklärend sein können, arbeiten Therapeut und Patient mit den Gefühlen in der aktuellen Situation, lassen aber die Vergangenheit dabei nicht aus dem Blick. So wird nicht nur das Verhalten im Umgang mit den jeweiligen Stimmungen geschult, sondern es können auch Belastungen und Traumata aus der Kindheit aufgespürt und bearbeitet werden. Hier könnte auch ein Auslöser für Hashimoto liegen (siehe unten). Intensive psychotherapeutische Arbeit ist nicht immer einfach, verändert aber die Haltung zum Leben im positiven Sinne.
Als Hashimoto-Patientin weiß ich, dass man bei dieser Krankheit häufig sämtliche psychischen Hochs und Tiefs kennenlernt. Der Grund hierfür sind die Hormonschwankungen. Von Angst- und Panikattacken über starke Besorgtheit und allgemeine Verstimmtheit bis hin zu Depression kann alles dabei sein. Fällt es Ihnen schwer, sich für eine Gesprächstherapie zu entscheiden, bieten sich andere hilfreiche Möglichkeiten an, wie Kunsttherapie, Schreitherapie oder Lachyoga.

Was steckt hinter meiner Krankheit?

Aus weit verbreiteter psychologischer und spiritueller Sicht hatte, wer an einer Schilddrüsenerkrankung (insbesondere Hashimoto oder Basedow) leidet, meist schon in der Kindheit mit dem Thema Sprechen und Reden beziehungsweise Nichtsprechen oder Nichtreden zu tun. Vielen Hashimoto-Betroffenen fällt es schwer, bestimmte Dinge aus- oder anzusprechen. Still sein und abzuwarten, um Ärger aus dem Weg zu gehen, ist eine häufige Vorgehensweise. Schon in der Kindheit wird man durch unterdrückte Bedürfnisse oder aus Angst, seine Meinung zu vertreten, in diese Richtung geprägt. Das Verhalten zieht sich dann durch das ganze Erwachsenenleben.

PSYCHISCHEN TIEFS VORBEUGEN

Macht sich doch mal wieder Verzweiflung breit, erinnern Sie sich ganz bewusst an ein freudiges Ereignis aus der Vergangenheit, etwa ein Urlaubserlebnis, einen Liebesbrief, eine bestandene Prüfung – irgendetwas, bei dem Sie das Gefühl hatten, voller Freude zu sein. Versuchen Sie, diese Freude wieder zu spüren. Sie werden sehen, Ihre Stimmung hebt sich und wandelt sich. Sie schaffen das!

Das muss jedoch nicht sein. Unangenehme Themen anzusprechen, seine Meinung zu sagen und sich nicht unterdrücken lassen, kann man üben. Machen Sie sich einfach klar, dass es bei kritischen Themen vor allem darauf ankommt, wie man etwas ausspricht. Unser Gegenüber soll den Sinn des Widerspruchs verstehen und sich nicht verletzt fühlen, gleichzeitig müssen wir aber deutlich machen, was das Belastende ist, damit eine Lösung gefunden werden kann.

Die Angst überwinden

Was mir auch nach einer guten Hormoneinstellung noch lange Zeit blieb, war die Angst vor der Angst. Hier konnten die psychotherapeutischen Gespräche sehr erfolgreich ansetzen. Ich arbeitete anhand von aktuellen Geschehnissen bis hin zu längst Vergangenem alle möglichen belastenden Ereignisse auf, lernte meinen Ängsten zu begegnen und sie schließlich zu überwinden. Allmählich erkannte ich meine Ziele, wusste, was mich glücklich machen würde. Ungetrübt von allen Höhen und Tiefen der Erkrankung war meine Liebe zu den Menschen. Ich fand heraus, dass es mich mein Leben lang zur Medizin, zum Helfen und Heilen gezogen hatte und ich in diesem Bereich auch meine Erfüllung finden würde. So konnte ich mich wieder auf den Weg machen, und allmählich nahm die Angst vor der Angst ab. Ich war aktiv geworden, konzentrierte mich auf das Vorwärts und nicht auf die Krankheit. Wenn Angst aufkommt, was auch heute noch manchmal passiert, halte ich kurz inne, versuche mir der Angst bewusst zu werden und sie anzunehmen. Dabei vergegenwärtige ich mir stets, dass der Zustand der Schilddrüse die Ängste verursacht und nicht die Tatsache, dass ich möglicherweise noch eine psychische Erkrankung haben könnte. Bis dies funktioniert hat, brauchte ich viel Übung.

Frieden schließen mit Hashimoto

Als Hashimoto-Patient ist man sein Leben lang mit seiner angeschlagenen Schilddrüse konfrontiert. Es ist also nur von Vorteil, eine positive Einstellung zu diesem sensiblen Organ und zu seiner Erkrankung aufzubauen. Akzeptieren Sie die Erkrankung in dem Wissen, dass Sie nicht allein damit sind und dass es Hilfe gibt. Nutzen Sie die vielfältigen Therapie-Möglichkeiten neben der schulmedizinischen Hormoneinstellung (siehe ab S. 80).
Spielt Ihr Hormonhaushalt wieder einmal verrückt, versuchen Sie, statt mit Wut, Verzweiflung, Angst, Traurigkeit oder Mutlosigkeit zu reagieren, darüber nachzudenken, welche Situation, Sorge oder Überforderung für diesen Schub mit verantwortlich sein könnte. Denn dass der Körper auf diese Art und Weise auf Stopp schaltet, hat seine Gründe. Freuen Sie sich an den kleinen Dingen, die das Leben lebenswert machen – ein herzliches Lächeln, ein wärmender Sonnenstrahl, spielende Kinder.

Entlastung durch Entgiftung

Der Körper wird im täglichen Leben vielen Belastungen ausgesetzt. Beschwerden wie Müdigkeit, Abgeschlagenheit und Infektanfälligkeit können die Folge sein. Helfen Sie Ihrem Körper, indem Sie ihn durch eine Entgiftungs- und Antipilzkur entlasten, und finden Sie so zu neuer Vitalität.

Das Immunsystem unterstützen

Bei Hashimoto sollte das Immunsystem so gut es geht unterstützt werden, da es ja nebenbei ständig mit der Erkrankung beschäftigt ist. Mit einer kombinierten Entgiftungs- und Antipilzkur helfen Sie Ihrem Immunsystem und somit auch Ihrem Körper. Oftmals bessern sich bereits durch die Kuren einige Beschwerden. Außerdem wird der Körper durch den gereinigten, entlasteten Zustand aufnahmebereiter für naturheilkundliche Anwendungen, die Mittel wirken besser. Die Kuren sollten Sie nur ein- oder zweimal im Jahr durchführen, da die Organe sich normalerweise selbst regulieren und mit geringen Belastungen umgehen können. Eine kombinierte Entgiftungs- und Antipilzkur, verbunden mit einer Darmsanierung, können Sie selbstständig durchführen (siehe S. 108). Treten Beschwerden während der Kuren auf, sollten Sie sich an einen Heilpraktiker oder naturheilkundlich orientierten Arzt wenden.

Neustart mit einer Entgiftungskur

In unserem Körper sind die Leber und die Nieren für die Entgiftung zuständig, während das Lymphsystem, die Haut und der Darm – zusätzlich zu den Nieren – die Ausscheidung der schädlichen Stoffe übernehmen. Durch eine Entgiftungskur zu Beginn einer naturheilkundlichen Behandlung werden die Organe zur Lösung der Gift- und Schlackenstoffe im Körper angeregt, und deren Ausscheidung wird unterstützt. Giftstoffe schädigen den Körper und können zu Reizungen führen. Sie sind beispielsweise in Medikamenten oder künstlich hergestellten Lebensmitteln enthalten, werden aber auch im Körper selbst von Krankheitserregern produziert. Schlackenstoffe sind der »Abfall« des Stoffwechsels, also alles, was bei der Aufnahme und dem Umbau der vom Körper benötigten Stoffe nicht gebraucht wird.

Sind übermäßig viele Gift- und Schlackenstoffe vorhanden, können nicht alle ausgeschieden werden. Sie werden in fast allen Organen, vor allem im Bindegewebe abgelagert. Diese Belastungen können zu Abgeschlagenheit, Infektanfälligkeit, Allergien und Magen-Darm-Beschwerden führen. Je nach Giftstoffmenge und Ihrer körperlichen Verfassung treten diese mehr oder weniger stark zutage.

Ausleitung von Impfgiften

Impfstoffe belasten unser Immunsystem und können durch ihre Zusatzstoffe (Impfgifte) auch Allergien auslösen. Deshalb ist eine Ausleitung nicht nur bei Hashimoto empfehlenswert. Impfgifte sind Substanzen, die den Impfwirkstoffen beigemengt werden, um sie haltbar zu machen, zu stabilisieren, zu transportieren und dem Entzündungsprozess entgegenzuwirken. Dazu gehören Formaldehyd, Phenol, Thiomersal, Aluminiumphosphat, artfremde Eiweiße sowie Antibiotika. Die Ausleitung von Impfgiften mithilfe von homöopathischen Mitteln sollten Sie nur mit einem erfahrenen Therapeuten vornehmen.

Die Standard-Entgiftungskur

Für eine Entgiftung zu Hause werden in Apotheken Komplettsets angeboten. Es gibt eine Reihe verschiedener Anbieter, zum Beispiel Heel, Meckel-Spenglersan, Pekana, Phönix, Staufen. Die jeweilige Einnahme sollte nach Packungsbeilage oder Beratung durch einen Therapeuten erfolgen.

Da bei Hashimoto das Immunsystem auch bei der Entgiftung nicht überfordert werden darf, sollte man schonend vorgehen und die Dosierung entsprechend anpassen. Im Zweifelsfall lassen Sie sich von Ihrem Therapeuten beraten.

Ich persönlich habe gute Erfahrungen mit dem Phönix-Entgiftungsset gemacht, und da ich von zahlreichen anderen Hashimoto-Betroffenen weiß, denen es ebenfalls geholfen hat, möchte ich dieses Set hier als Beispiel für eine Entgiftungskur bringen. Das Set enthält vier homöopathische Mittel in Tropfenform, die im Wechsel eingenommen werden (siehe Kasten rechte Seite). Dadurch ist diese Kur vielleicht etwas aufwendiger in der Handhabung, allerdings auch sehr wirkungsvoll.

BEISPIEL FÜR EINE ENTGIFTUNGSKUR

Je nach Hersteller enthält ein Entgiftungsset unterschiedliche Präparate. Die folgende Mittelzusammenstellung ist von Phönix. Für Hashimoto-Betroffene empfiehlt sich 12 Wochen lang die folgende niedrige Dosierung, die von der Packungsanweisung abweicht.

- **Hydrargyrum spag.: 3 x 10 Tropfen täglich (durchgehend)**
- **Silybum spag.: 3 x 20 Tropfen täglich (1.–3. Tag, 10.–12. Tag usw.)**
- **Solidago spag.: 3 x 20 Tropfen täglich (4.–6. Tag, 13.–15. Tag usw.)**
- **Antimon spag.: 3 x 20 Tropfen täglich (7.–9. Tag, 16.–18. Tag usw.)**

Weitere Entgiftungskuren

Die Entgiftungssets der diversen Hersteller bestehen meist aus Tropfen, die Alkohol enthalten. Wer auf Alkohol verzichten möchte, kann auch auf Kapseln oder Globuli zurückgreifen. Als Alternative bieten sich eine Chlorella-Bärlauch-Kur oder eine homöopathische Entgiftungskur an.

Chlorella-Bärlauch-Kur

In Kapsel- oder Tablettenform werden in Apotheken, Reformhäusern oder Drogerien Chlorella-Algen (Süßwasseralgen) und Bärlauch angeboten.
Chlorella-Algen binden die Schadstoffe im Darm und unterstützen deren Ausscheidung, indem sie die Darmtätigkeit anregen. Hashimoto-Betroffene sollten die Dosierung etwas niedriger ansetzen als vom Hersteller empfohlen und dafür lieber die Dauer der Kur verlängern (auf 6 bis 8 Wochen). Zusätzlich zu den Algen wird

1 x täglich 1 Bärlauchkapsel eingenommen. Bärlauch wirkt gegen Pilze, unterstützt den Abtransport der Schlacken und hilft, sie auszuleiten. Kleiner Nebeneffekt: Es kann sein, dass man nach Einnahme der Bärlauchkapseln nach Knoblauch riecht.

Homöopathische Entgiftungskur

Eine homöopathische Entgiftungskur ist äußerst schonend. Nehmen Sie dafür täglich Abrotanum D4 (3 x 5 Globuli) und Cina D6 (3 x 5 Globuli) ein, und zwar so lange, bis die Fläschchen leer sind. Abrotanum stärkt Leber und Niere, so dass schädliche Stoffe besser gelöst werden können. Cina wirkt gegen Pilze und Parasiten.

Schadstoffe abtransportieren

Nehmen Sie während der Kuren (nicht bei der Chlorella-Bärlauch-Kur) ein Drainagemittel, um den Abtransport der gelösten Schadstoffe zu unterstützen. Empfehlenswert ist etwa Derivatio H, von dem Sie ab Kurbeginn 4 Wochen lang täglich 1 Tablette nehmen. Bei Verdauungsproblemen oder Blähungen hilft Ihnen Gentiana comp.: Nehmen Sie täglich 3 x 5 Globuli, bis eine Besserung eintritt.

Antipilzkur parallel zur Entgiftung

Zusätzlich zu einer Entgiftungskur empfiehlt sich eine Antipilzkur (nicht nötig bei der Chlorella-Bärlauch-Kur). Pilze sind in jedem Körper vorhanden und nur problematisch, wenn ihre Menge zu hoch und damit belastend ist. Vor allem durch eine zuckerreiche Ernährung (Limonaden, gezuckerte Säfte, Süßigkeiten, Kuchen) sowie nach der Einnahme von Medikamenten (meist Antibiotika) sind die Wachstumsbedingungen für Pilze optimal. Ihre Pilzbelastung können Sie vom Arzt oder Heilpraktiker bestimmen lassen.

DEN DARM BEI DER ENTGIFTUNG ENTLASTEN

Gleichzeitig mit Beginn der Entgiftungskur ist die Einnahme von Myrrhinil intest Dragees zu empfehlen. Nehmen Sie 2 Wochen lang 3 x 3 Dragees täglich ein. Myrrhinil reguliert den Stuhlgang und wird bei leichten Durchfällen sowie Darminfektionen eingesetzt. Es wirkt gegen Pilze, bindet die gelösten Schadstoffe im Darm und erleichtert deren Abtransport.

Pilze heften sich an die Darminnenwände und vermehren sich dort unter günstigen Bedingungen. Sie ziehen sich wie eine zweite Haut oder ein Film über die Schleimhaut des Darms. Als Folge dieses Pilzfilms wird das Immunsystem des Darms geschwächt. 70 bis 80 Prozent unserer Immunzellen befinden sich im Darm. Ist dieser mit Pilzen oder schädlichen Stoffen stark belastet, können die Immunzellen nicht mehr richtig arbeiten. Die »guten« Stoffe, wie etwa Vitamine, die Infekten entgegenwirken, werden nicht mehr ausreichend aufgenommen, da sie den Pilzfilm nur sehr schwer durchdringen können.

Den Körper beim Entgiften unterstützen

Während der Entgiftung ist es wichtig, dass Sie Ihren Körper sanft unterstützen und ihm öfter mal ein bisschen Ruhe gönnen. Sie können die Kur problemlos in Ihren Alltag integrieren. Allerdings sollten Sie eine Phase wählen, in der Sie nicht allzusehr von Arbeit und familiären Verpflichtungen beansprucht sind und sich gelegentlich zurückziehen können. Erfahrungsgemäß sind außerdem das Frühjahr und der Herbst am besten geeignet. Die schädlichen Stoffe werden durch die Entgiftung zwar gelöst und zu großen Teilen über die Nieren und die Haut abtransportiert, doch alles schafft der Körper nicht. Damit die restlichen Schadstoffe sich nicht wieder an anderer Stelle festsetzen, ist es wichtig, dass Sie Ihren Körper beim Ausscheiden unterstützen. Das hilft und tut gut:

- täglich 1,5 bis 2 l stilles Wasser oder Kräutertee trinken, ingesamt jedoch nicht mehr als 3 l. Ausnahmen: Menschen mit Herzerkrankungen. Sie sollten weniger trinken, da Herz und Nieren sonst überfordert werden und Wasser eingelagert statt ausgeschieden wird.
- ein wöchentlicher Saunabesuch oder ein wöchentliches Basenbad. Basenbäder gibt es im Reformhaus oder Drogeriemarkt, der Zusatz wird nach Packungsbeilage ins warme bis heiße Badewasser gegeben. Das Bad sollte nicht länger als 15 Minuten dauern.
- täglich ein 10-minütiges warmes Fußbad in Meersalzwasser (1 EL Meersalz auf 3 bis 4 l Wasser). Da die Fußbäder entspannen und müde machen, empfiehlt es sich, sie abends anzuwenden.

Die Ernährung während der Kur

Eine Entgiftungs- und Antipilzkur dauert in der Regel sechs bis acht Wochen. In dieser Zeit sowie in der Aufbauphase (siehe S. 113), in der die Darmschleimhaut regeneriert wird, sollten Sie komplett auf Kuhmilch verzichten, da diese schwer verdaulich ist. Milchprodukte wie Joghurt, Kefir, Sahne und Käse sind jedoch erlaubt. Zusätzlich sollten Sie in den ersten 20 Entgiftungstagen Zucker, Honig, Fruchtzucker, Alkohol, Kaffee, schwarzen Tee, Weißmehl, Schweinefleisch, Rindfleisch, rohen Fisch, Innereien, Fertigprodukte und Hefe gänzlich meiden.

Da die Ableitung der gelösten Giftstoffe über die Nieren und die Haut erfolgt, sollten Sie während der Kur viel trinken (siehe oben).

Der Aufbau nach der Kur

Unterstützen Sie Ihre Darmschleimhaut nach der langen Zeit der Belastung durch Schadstoffe und Pilze bei der Regeneration. Mit einer ausgewogenen Ernährung (siehe S. 114) und einer systematischen Aufbaukur, die die Darmflora stärkt und mit positiv wirkenden Darmbakterien unterstützt, kann Ihr Immunsystem bald wieder richtig gut arbeiten. Ab dem Aufbau, der am 21. Tag der Entgiftungskur beginnt (siehe Kasten unten), dürfen Sie wieder normal essen. Die Entgiftungsmittel nehmen Sie parallel zur Aufbaukur weiter ein.

EINNAHMEEMPFEHLUNG AUFBAUKUR

Für den Aufbau eignen sich die folgenden Mittel, die es in der Apotheke, dem Reformhaus oder auch im Drogeriemarkt gibt. Wählen Sie nach Belieben eins aus.

- **Eugalan plus 3 von Töpfer (1 x täglich nach Packungsbeilage) und zusätzlich Heidelberger Pulver, etwa von Kräuterparadies Lindig, (1 Messerspitze vor dem Frühstück kurz im Mund verteilen, 1 großes Glas Wasser nachtrinken; 6 Wochen lang)**
- **Probiocult Kapseln: 1 x 1 Kapsel täglich (6 Wochen lang)**
- **Brottrunk: 1 x täglich nach Packungsbeilage (4–6 Wochen lang)**
- **Darmtee: 500 ml über den Tag verteilt (6–8 Wochen lang)**

Mischung Darmtee: Ehrenpreis 20 g, Löwenzahnwurzel 20 g, Schafgarbenblüten 20 g, Odermennigkraut 20 g, Wegwartenwurzel 50 g, Ringelblume mit Kelch 20 g; Zubereitung: 1 EL Darmtee auf 500 ml Wasser, 10 Minuten ziehen lassen.

Die Ernährung nach der Kur

Die Kur ist vorbei, Sie haben es geschafft und können stolz auf sich sein, denn so eine Kur durchzuhalten erfordert Disziplin und »eisernen Willen«. Wahrscheinlich geht es Ihnen inzwischen viel besser, und Sie fühlen sich insgesamt wacher und frischer.

Achten Sie darauf, den Pilzen im Darm nicht gleich wieder Nahrung zu geben. Stellen Sie Ihre Ernährung in manchen Punkten dauerhaft um. Jetzt sind Sie schon am Ball, da fällt es leichter.

- Beginnen Sie Ihren Tag mit einem herzhaften Frühstück. Verzichten Sie morgens auf Süßes, da Zucker das Pilzwachstum fördert und somit die Immunfunktion der Darmschleimhaut schwächt.
- Bitteren Tee (zum Beispiel Haustee K vom Kräuterhaus Lindig, Kloster Tee nach Hildegard von Bingen, Schafgarbentee, Ingwertee) ein- bis zweimal am Tag trinken, am besten vor dem Essen. Das hilft Ihrem Darm gesund zu bleiben.
- Nehmen Sie Obst und Fruchtsäfte nicht auf nüchternen Magen, sondern erst eine halbe Stunde nach einer Mahlzeit zu sich. So kommt erst einmal etwas Herzhaftes in den Darm, und die Pilze erhalten nicht Fruchtzucker pur als Nährlösung.
- Auch wenn der Hunger groß ist, sollte zuerst etwas Herzhaftes, Bitteres oder Salziges gegessen werden.
- Machen Sie es sich zur Gewohnheit, 1–2 x täglich Bitterstoffe einzunehmen. Bitterstoffe pflegen Leber, Nieren und die Darmflora. Sie sind beispielsweise in Heidelberger Pulver, 7er Kräutertee, 6er Kräutertee oder Schwedenbitter enthalten. Reformhäuser, Kräuterläden und Apotheken bieten eine große Auswahl davon an.
- Gewürze wie Koriander, Ingwer, Kümmel, Curry, Safran, Nelken, Wermut und Melisse sind gut für den Darm. Sie fördern die Verdauung, enthalten oft Bitterstoffe und können teilweise helfen, Bakterien abzutöten.

Alternative Therapien

Durch Seminare in Naturheilverfahren und Homöopathie, meine Tätigkeiten in einer Heilpraktikerpraxis sowie als Arzthelferin und nicht zuletzt durch meine eigene Leidensgeschichte habe ich zahlreiche Therapien kennengelernt, die bei Hashimoto helfen können.

Die Qual der Wahl

In der Tabelle am Ende dieses Kapitels finden Sie – alphabetisch nach Symptomen sortiert – eine umfangreiche Auswahl von Mitteln und naturheilkundlichen Therapien, die Ihnen helfen können, trotz Hashimoto ein möglichst beschwerdefreies Leben zu führen. In Kombination mit der richtig eingestellten Hormondosis können die Symptome der Krankheitsschübe abgeschwächt werden.

Um die richtige Therapie oder das am besten geeignete Mittel herauszufinden, müssen Sie natürlich eine Auswahl treffen. Entscheiden Sie also erst einmal, welche Symptome zur Zeit bei Ihnen im Vordergrund stehen. Nehmen Sie sich aber nicht mehr als zwei Beschwerden gleichzeitig vor. Schlagen Sie diese in der Tabelle nach, und wählen Sie aus der Vielzahl der Vorschläge die Mittel oder Therapien aus, die Ihnen am meisten zusagen.

Generell sind Homöopathie, Spagyrik, Schüßler-Salze, Phytotherapie und Bach-Blüten miteinander kombinierbar, es empfiehlt sich jedoch, sich auf zwei Methoden zu beschränken, um dem Körper nicht zu viele Informationen auf einmal zu geben. Ätherische Öle, Heilsteine und Akupressur sind jederzeit als Ergänzung dazu möglich. Zu beziehen sind die Mittel über Apotheken, Reformhäuser oder in Internetshops beziehungsweise in Internetapotheken.

Welches Mittel auswählen?

Wenn Sie noch wenig Erfahrung mit alternativen Therapien haben, fällt Ihnen beim ersten Mal die Auswahl aus der Fülle der Vorschläge vielleicht nicht ganz leicht. Gehen Sie in dem Fall pragmatisch vor: Haben Sie beispielsweise zwei Symptome herausgegriffen, schauen Sie einfach, ob es Überschneidungen bei den Mitteln und Therapien gibt. Zahlreiche Empfehlungen können bei mehreren Symptomen gleichzeitig eingesetzt werden – diese sollten Sie in die engere Wahl nehmen.

Vielleicht haben Sie auch schon eine kleine homöopathische Apotheke zu Hause. Ist das eine oder andere Mittel aus der Tabelle dabei? Probieren Sie es damit aus.

Oder Sie haben bereits positive Erfahrungen mit Schüßler-Salzen oder Bach-Blüten gemacht – dann liegt es nahe, dass Sie die Präparate aus diesen Therapiearten erst einmal ausprobieren.

WICHTIG: DIE RICHTIGE DOSIERUNG

Auf den folgenden Seiten finden Sie Hinweise, wie Sie die Therapien und Mittel generell anwenden oder einnehmen können. In der Tabelle selbst gibt es daher nur in Ausnahmefällen Angaben zu Dosierungen. Falls Sie Fragen haben oder Ihnen etwas unklar sein sollte, besprechen Sie sich bitte mit Ihrem Therapeuten.

Sie können die Mittel oder Therapien jederzeit absetzen oder wechseln, dabei können Sie nichts falsch machen. Lassen Sie sich durch die Fülle der Empfehlungen in der Tabelle nicht abschrecken, Sie werden sehen, es ist gar nicht so schwierig. Sie werden bestimmt etwas finden, das Ihnen zusagt und helfen kann.

Homöopathische Therapie

Die Homöopathie ist ein Heilverfahren, das auf den deutschen Arzt Samuel Hahnemann (1755–1843) zurückgeht und nach dem Grundprinzip »Ähnliches durch Ähnliches heilen« vorgeht. Das Heilmittel wird dabei so ausgewählt, dass seine unverdünnte Grundsubstanz an gesunden Menschen ähnliche Symptome hervorruft wie die, die es bei dem Erkankten zu kurieren gilt. So wird etwa bei einem Schnupfen mit laufender Nase und brennenden Augen Allium cepa, die Küchenzwiebel, eingesetzt.
Jedes Mittel wird aus einer Grundsubstanz (Urtinktur) hergestellt, die in mehreren Stufen immer wieder stark mit Wasser oder Alkohol verschüttelt wird. Diese Verdünnungsstufen nennt man Potenzierung (D-Potenzen sind Zehnerschritte, C-Potenzen Hun-

derterschritte). Das potenzierte Mittel bekommt einen Trägerstoff je nach Einnahmeform: Für Tropfen nimmt man Alkohol, für Globuli Rohr- oder Milchzucker und für Tabletten Milchzucker. Innerhalb der Homöopathie wird zwischen klassischer Homöopathie und Homöopathie mit Kombinationsmöglichkeiten mehrerer Mittel unterschieden. Bei der klassischen Homöopathie kommt immer nur ein einzelnes Mittel zum Einsatz. Dieses wird durch ein ausführliches Gespräch über körperliche Symptome und seelische Aspekte ausgewählt. Man bemüht sich dabei, ein einziges Mittel für alle Symptome zu finden. Diese Auswahl kann man nicht selbst vornehmen, sie erfolgt durch einen geschulten Therapeuten.

Homöopathische Mittel kombinieren

Ich habe mich für die homöopathische Kombinationsvariante entschieden, da ich damit sehr gute Erfahrungen gemacht habe. Dabei können verschiedene Mittel miteinander verknüpft werden. Das hat den Vorteil, dass man die einzelnen Mittel jederzeit austauschen kann, wenn etwa ein Symptom verschwindet oder ein neues auftaucht. Sie haben also verschiedene Fläschchen zum Einnehmen, von denen Sie bedenkenlos bis zu drei miteinander kombinieren können. Wenn Sie nicht mit mehreren Fläschchen hantieren möchten, können Sie auch auf Präparate zurückgreifen, die aus mehreren Mitteln bestehen, die sogenannten Komplexmittel. Sie haben also die Wahl zwischen Einzelmitteln, die jeweils aus einem einzigen Stoff bestehen, und Komplexmitteln, die aus verschiedenen aufeinander abgestimmten Stoffen gemischt sind.
Homöopathische Mittel erhalten Sie in Apotheken für etwa 7 Euro. Sie können zwischen verschiedenen Darreichungsformen wählen: Globuli (Kügelchen), Tropfen oder Tabletten. Zudem gibt es Urtinkturen, die Ausgangsmittel der Homöopathie. Sie sind aus Pflan-

zen, tierischen Stoffen, Edelmetallen oder Mineralien hergestellt und mit Alkohol gemischt. Urtinkturen verwendet man vorwiegend bei akuten körperlichen Beschwerden. Sie können äußerlich, zum Einreiben oder als Umschläge, sowie innerlich angewendet werden.

Die Auswahl ist groß

In der Therapietabelle (ab S. 130) finden Sie teilweise eine große Anzahl an homöopathischen Mitteln. Das mag zuerst verwirrend wirken, doch ich habe mich wissentlich nicht beschränkt, um Ihnen eine möglichst vollständige Auswahl anzubieten. Viele Mittel wirken bei verschiedenen Beschwerden. Vielleicht haben Sie mehrere Beschwerden, bei denen in der Tabelle immer wieder das gleiche Mittel auftaucht. Dann sollten Sie es auf jeden Fall damit versuchen. Möglicherweise haben Sie bereits entsprechende homöopathische Präparate zu Hause, dann greifen Sie auf diese zurück. Aus der Tabelle können Sie ersehen, welche Mittel meiner Meinung nach am ehesten helfen können. Diese sind mit (1), (2) und (3) gekennzeichnet. Drei Mittel können Sie jeweils miteinander kombinieren. Sollte nach einer Woche Einnahme keine Besserung eingetreten sein, tauschen Sie das Mittel (3) gegen ein beliebiges der weiteren angegebenen Mittel aus. Bessert sich nach weiteren zwei Tagen noch immer nichts, tauschen Sie das Mittel (2) aus und so weiter. Von den Komplexmitteln sowie von den Urtinkturen verwenden Sie bitte immer nur ein Mittel. Beginnen Sie mit dem in der Tabelle mit (1) gekennzeichneten.

Homöopathische Mittel einnehmen

Homöopathische Mittel sollte man ein halbe Stunde vor oder nach dem Zähneputzen, dem Genuss von Kaffee, Pfefferminzkaugummi, Menthol- oder Pfefferminzbonbons einnehmen, und zwar so lange, bis eine Besserung der Beschwerden eintritt. Hat sich nach ein bis zwei Wochen nichts verändert, tauschen Sie das Mittel gegen ein anderes aus. Die Dosierung der Mittel finden Sie im folgenden Kasten. Sie ist davon abhängig, ob es sich um rein körperliche oder um eine Kombination mit seelischen Symptomen handelt.

DOSIERUNG HOMÖOPATHISCHER MITTEL

Die Auswahl der homöopathischen Mittel richtet sich nach der Art der Beschwerden sowie der Darreichungsform (Globuli, Tropfen, Tabletten, Urtinktur, Komplexmittel).

körperliche Symptome (z. B. Grippe, Verstopfung, Gelenk- und Muskelschmerzen, Ohnmachtsneigung):

- Globuli in D12: 3 x 5 Globuli täglich (in akuten Fällen 6 x 5 Globuli täglich)
- Tropfen in D6: 3 x 5–10 Tropfen täglich
- Tabletten in D6: 3 x 1 Tablette täglich
- Komplexmittel: 3 x 5 Globuli täglich, 5–10 Tropfen täglich, 3 x 1 Tablette täglich
- Urtinktur: 1 x 2–5 Tropfen täglich in etwas stillem Wasser

körperliche und seelische Symptome kombiniert (z. B. Kopfschmerzen, Schwindel, Angstzustände, innere Unruhe):

- Globuli in C30: 1 x 3 Globuli einmalig (nur bei Besserung 2 x pro Woche weiter einnehmen)
- Tropfen in D12: 3 x 5–10 Tropfen täglich
- Tabletten in D12: 3 x 1 Tablette täglich
- Komplexmittel: 3 x 5 Globuli täglich, 5–10 Tropfen täglich, 3 x 1 Tablette täglich
- Urtinktur: 1 x 2–5 Tropfen täglich in etwas stillem Wasser

Spagyrische Therapie

Der Begriff Spagyrik stammt aus dem Griechischen »spao« (herausziehen, trennen) und »ageiro« (vereinen, zusammenführen). Als Begründer der Spagyrik gilt der Arzt und Alchemist Paracelsus (1493–1541). Wie die Natur ist auch der Mensch ständigen Wandlungsprozessen unterworfen. Diesen natürlich vorgegebenen Abläufen (z. B. Jahreszeiten, Lebensabschnitte) folgten die Alchemisten in der Herstellung ihrer Heilmittel. In aufwendigen Verfahren werden die Ausgangsstoffe – Pflanzen, Mineralien, Edelmetalle oder, sehr selten, tierische Stoffe – immer wieder getrennt und neu miteinander verbunden. Dieses spezielle Herstellungsverfahren unterscheidet die Spagyrik von der Homöopathie.

Spagyrische Arzneien wirken auf körperlicher, geistiger und seelischer Ebene. Die geistige Ebene ist der Intellekt, er gilt als Verbindung zwischen Körper und Seele. Die seelische Ebene ist die Gefühlswelt und die allgemeine Stimmungslage. Spagyrische Mittel sollen alle Ebenen wieder ins Gleichgewicht, in den natürlichen Rhythmus bringen, damit die Lebenskraft stärken und die Selbstheilungskräfte aktivieren.

Die Präparate erhalten Sie als Tropfen in der Apotheke, sie kosten etwa 17 Euro. Die in der Therapietabelle aufgeführten Mittel stammen von den Herstellern, mit denen ich gute Erfahrungen gemacht habe (hauptsächlich Soluna und Aurora). Die Firma Soluna bezeichnet ihre Mittel als »Solunate«. Die Präparate der Firma Aurora tragen den Namen des jeweiligen Ausgangsstoffes (zum Beispiel Gold, Silber, Bergkristall). Es gibt natürlich eine Reihe weiterer Hersteller, zum Beispiel Arcana, Spagyra, Staufen, die gute spagyrische Präparate anbieten, auf die Sie ebenfalls zurückgreifen können. Beschränken Sie sich bei der Auswahl der spagyrischen

Mittel auf das im Vordergrund stehende Symptom, und halten Sie sich an die in der Tabelle vorgeschlagenen Kombinationen, die aus zwei oder mehreren Mitteln bestehen können.

Bei einem Hersteller bleiben

Wenn Sie sich für mehrere spagyrische Mittel entschieden haben, sollten Sie alle von einem Hersteller nehmen, also entweder von Soluna, Aurora oder Arcana. Die Wirkung könnte sonst abgeschwächt oder beeinträchtigt werden.

SO NEHMEN SIE SPAGYRISCHE MITTEL EIN

Spagyrische Mittel nimmt man, falls in der Therapietabelle nicht anders angegeben, in etwas stillem Wasser ein. 10 Minuten danach sollten Sie nichts essen oder trinken. Die Mittel werden 3 Monate lang als Kur eingenommen. Nach einer Pause von 6 Wochen können Sie, falls Sie noch Beschwerden haben, erneut beginnen. Üblicherweise nehmen Sie 3 x 8–10 Tropfen täglich ein. Von dieser Regel gibt es ein paar generelle Ausnahmen:

- **Solunat Nr. 2 (Aquavit) und Solunat Nr. 17 (Sanguisol). Diese Mittel werden 2 x täglich, und zwar morgens und mittags eingenommen.**
- **Solunat Nr. 4 (Cerebretik) und Aurora Silber werden 1 x täglich, und zwar am Abend eingenommen.**
- **Bei der Kombination von 3 Mitteln der Firma Aurora (z. B. Johanniskraut, Gold und Archangelika comp.) empfiehlt sich die Einnahme von 1 x 5–8 Tropfen täglich – ob morgens, mittags oder abends, wird in der Therapietabelle angegeben.**

Schüßler-Salze

Schüßler-Salze sind biochemische Salze (Mineralsalze) in homöopathischer Dosierung, die der deutsche Arzt Wilhelm Heinrich Schüßler (1821–1898) entwickelte. Die Salze werden eingesetzt, um den Stoffwechsel zu unterstützen, Krankheiten vorzubeugen und zu behandeln. Nach Schüßlers Annahme sind Krankheiten zum großen Teil auf eine Störung des Mineralhaushalts der Körperzellen zurückzuführen. Das Fehlen eines einzigen Minerals beeinflusst den gesamten Stoffwechsel. Schüßler bereitete die Mineralsalze so auf, dass sie seiner Ansicht nach besonders gut von den Körperzellen aufgenommen und verwertet werden können. Zudem sollen die im Blut bereits vorhandenen Mineralsalze mit Unterstützung der Schüßler-Salze besser in die Zellen geschleust werden.
Wie in der Homöopathie werden die biochemischen Salze potenziert, also stufenweise verdünnt, und als Tabletten auf Milchzuckerbasis angeboten. Die Präparate sind in Apotheken als Tabletten für 4 bis 10 Euro erhältlich. Es gibt eine Reihe verschiedener Hersteller, beispielsweise Pflüger, Dr. Reckeweg, ISO und Orthim, am bekanntesten sind die Schüßler-Salze von der DHU.

Anwendung der Schüßler-Salze

Die in der Therapietabelle angegebenen Mittel können Sie entweder alle miteinander kombinieren oder auch nur einzelne auswählen. Für die Wahl eines einzelnen Mittels vergleichen Sie die bei Ihren verschiedenen Symptomen angegebenen Mittel und greifen Sie zu dem, das am häufigsten empfohlen wird. Sollten Sie unter ganz akuten Symptomen, wie Grippe, leiden, können Sie bis zu 12 Tabletten je Mittel täglich einnehmen. In allen anderen Fällen halten Sie sich bitte an die Einnahmeempfehlung im folgenden Kasten.

SO NEHMEN SIE SCHÜSSLER-SALZE EIN

In der Regel lassen Sie 3 x 2 Tabletten (D3 oder D6) im Mund zergehen. Die Einnahme erfolgt bis zum Abklingen der Beschwerden. Tritt nach 2 bis 3 Tagen keine Besserung ein, sollten Sie das Mittel wechseln.
Ausnahme: Die Salze Natrium und Kalium sollten nicht gemeinsam eingenommen werden, genauso wenig wie Kalzium und Magnesium. Natrium und Kalzium werden morgens, Kalium und Magnesium abends eingenommen.

Phytotherapie

Phytotherapie oder Pflanzenheilkunde bedeutet, dass Pflanzen, denen man heilende oder lindernde Eigenschaften zuschreibt, zur Behandlung oder auch Vorbeugung von Krankheiten eingesetzt werden. Dabei können alle Teile der Pflanze verwendet werden. Sie werden zu Tee, zu Tinkturen, zu Säften oder zu Pulver verarbeitet, man kann aber auch die Samen oder die Pflanzen als Ganzes zu sich nehmen (Obst und Gemüse).
Phytotherapeutische Produkte sind für 4 bis 6 Euro überall im Handel erhältlich. Die Tees sind zwar nicht immer wohlschmeckend, aber wirkungsvoll. Umschläge mit Tinkturen lindern äußerliche Beschwerden (etwa Hals- oder Gelenkschmerzen). Obst und Gemüse oder Säfte daraus liefern Vitamine und Mineralstoffe und lindern so Mangelzustände oder beugen ihnen vor. Gegen manche Beschwerden haben sich dagegen Samen und Pulver sehr bewährt. In der Therapietabelle finden Sie viele Anwendungsvorschläge.

ANGEWANDTE PHYTOTHERAPIE

Die in der Therapietabelle aufgeführten Kräuter verwenden Sie entweder einzeln, oder Sie stellen daraus eine Mischung (nicht mehr als 8 verschiedene Sorten) zu gleichen Teilen her.
Einnahme: als Kur über 6 bis 8 Wochen
Tee: 1–2 EL Kräuter (oder Kräutermischung) mit 500 ml Wasser aufbrühen, 10 Minuten ziehen lassen und über den Tag verteilt trinken. Am besten in der Thermoskanne aufbewahren; kann aber auch kalt getrunken werden.
Umschläge: 1 EL Kräuter (oder Kräutermischung) oder 1 Teebeutel in 250 ml kaltem Wasser 1 Stunde ziehen lassen. 1–2 x täglich ein Baumwolltuch mit dem abgekühlten Sud tränken und auf die betroffene bzw. schmerzende Stelle auflegen. Wiederholen Sie die Umschläge 1 Woche lang oder bis eine Besserung eintritt. Eine eventuell vorkommende Verfärbung der Haut ist harmlos, kann abgewaschen werden oder verschwindet nach einiger Zeit.
Säfte: Trinken Sie täglich 125 bis 250 ml der genannten Säfte. Mutter- oder Direktsäfte mit Wasser verdünnen (1 Schnapsglas auf 125 ml Wasser). Trinken Sie die Säfte als Kur 3 Monate lang. Haben sich Ihre Beschwerden gebessert, treten aber nach einiger Zeit wieder auf, trinken Sie die Säfte 6 Monate lang, machen 3 Monate Pause und trinken sie wieder 6 Monate lang.
Samen und Pulver: Die aufgeführten Samen oder Pulver mischen Sie in Joghurt oder Müsli (1 x täglich 1 TL). Sie können sie so lange einnehmen, bis eine Besserung eintritt.
Obst und Gemüse: Bauen Sie die angegebenen Obst- und Gemüsesorten nach Belieben in Ihren Speiseplan ein.

Bach-Blütentherapie

Der englische Arzt Dr. Edward Bach (1886–1936) entwickelte in den 1930er Jahren 38 Blütenessenzen, die sogenannten Bach-Blüten. Jede dieser Essenzen beruht auf einer Blüte, deren »Schwingung« in einem kontrollierten Herstellungsverfahren auf Wasser übertragen wird, und nach Bachs Lehre einem bestimmten Gemütszustand zugeordnet werden kann. Mit der passenden Blütenessenz kann das seelische Befinden harmonisiert werden, da die jeweilige Schwingungsenergie der Blüten negative Gefühle und Gedanken wieder ins Lot bringt. Da man annimmt, dass jeder körperlichen Störung ein seelisches Ungleichgewicht zugrunde liegt, können die Blütenessenzen auch bei körperlichen Symptomen angewendet werden. Bach-Blüten haben keine Nebenwirkungen, sind ausgleichend und wohltuend. Sie erhalten die Blütenessenzen in Apotheken für etwa 8 Euro.

So wählen Sie die passenden Bach-Blüten aus

Es gibt verschiedene Vorgehensweisen, wie Sie die passenden Blütenessenzen auswählen können. Haben Sie bereits eine Auswahl an Bach-Blüten in Ihrer Hausapotheke, dann sollten Sie ganz einfach die Intuition sprechen lassen. Versuchen Sie ganz ruhig zu werden, konzentrieren Sie sich und greifen spontan drei bis fünf Fläschchen heraus (siehe Kasten rechts). Wenn Sie keine Fläschchen zur Hand haben, können Sie auch einfach Abbildungen der Blüten ansehen (in Ratgebern, siehe S. 170, oder im Internet) und die Blüten auswählen, die Sie am meisten ansprechen. Nehmen Sie Bach-Blüten nach den Empfehlungen im Kasten rechts ein.
Zusätzlich zu den Einzeltropfen hatte Bach eine spezielle Blütenkombination für Notfälle zusammengestellt, die Notfalltropfen.

Diese können Sie in allen belastenden, Angst auslösenden oder besonders stressigen Situationen, wie Panikattacken oder Prüfungsängste, einnehmen. Es gibt sie inzwischen auch als Notfallbonbons oder Notfallpulver. Geben Sie 1 oder 2 Notfalltropfen unverdünnt direkt auf die Zunge, die Bonbons lassen Sie im Mund zergehen, und das Pulver (Portionstütchen) geben Sie einfach in den Mund.

SO NEHMEN SIE BACH-BLÜTEN EIN

In der Praxis hat sich eine Mischung aus einer ungeraden Zahl (3 oder 5) verschiedener Blütenessenzen bewährt. Für eine persönliche Kurmischung geben Sie von den ausgewählten Blütenessenzen jeweils 3 Tropfen in 100 ml stilles Wasser (dunkles Fläschchen). Um die Mischung haltbar zu machen, fügt man ½ TL Alkohol (Schnaps) oder Apfelessig hinzu.
Nehmen Sie von der Bach-Blütenmischung 3 x 3 Tropfen täglich. Wenn Sie das Gefühl haben, die Tropfen tun Ihnen öfter gut, können Sie bis zu 5 x 3 Tropfen täglich einnehmen. Bei Besserung der Beschwerden beenden Sie die Einnahme. Achten Sie auf Ihr Gefühl: Da die Blüten auf der seelischen Ebene wirken, werden Sie spüren, wann Sie sie nicht mehr brauchen. Ein Zeichen dafür, dass es genug ist mit der Einnahme, ist beispielsweise, wenn Sie die Tropfen einfach vergessen.
Akute Fälle: Geben Sie die Blütenessenzen direkt in ein Glas Wasser, und trinken Sie diese Mischung über den Tag verteilt. Eine Kurmischung anzulegen ist in akuten Fällen oft nicht nötig, da die Einnahme über einen Tag verteilt ausreicht, um diesen Zustand abzumildern.

Ätherische Öle

Ätherische Öle sind Öle, die flüchtig, also leicht verdampfend sind. Sie werden aus Pflanzen oder Pflanzenteilen gewonnen und haben einen sehr starken, für die Herkunftspflanze charakteristischen Duft. Ätherische Öle werden ohne Beimengung von chemischen Stoffen hergestellt, sie sind ganz natürlich (Ausnahme: Angelika, Jasmin). Das unterscheidet sie von den Raumdüften und Duftölen, die es überall zu kaufen gibt. Wir nehmen ätherische Öle über die Haut und, da sie flüchtig sind, auch über die Atmung auf. Sie wirken regulierend und wohltuend auf das seelische Befinden. Ätherische Öle gibt es für 6 bis 30 Euro in Reformhäusern und Apotheken.

ÄTHERISCHE ÖLE EINSETZEN

Ätherische Öle können Sie als Raumduft in einer Duftlampe, als Badezusatz oder für Umschläge verwenden. Die Auswahl der einzelnen Öle erfolgt nach Belieben, es sollten jedoch nicht mehr als 3 verschiedene Öle miteinander gemischt werden.

Raumduft: In einer Duftlampe mischen Sie 3–5 Tropfen ätherisches Öl mit etwas Wasser.

Badezusatz: Mischen Sie 10 Tropfen ätherisches Öl mit 50 ml Sahne. Geben Sie die Mischung in die volle Wanne.

Umschläge: Mischen Sie ca. 5 Tropfen ätherisches Öl in ca. 2 EL Sahne und geben Sie die Mischung in eine Schüssel mit ca. 500 ml Wasser. Tauchen Sie ein Baumwolltuch in die Mischung und legen Sie das Tuch als Umschlag auf die betroffene beziehungsweise schmerzende Stelle.

Akupressur

Akupressur ist eine sogenannte »Druckpunktmassage« und kommt aus der Traditionellen Chinesischen Medizin (TCM). Im Gegensatz zur Akupunktur werden hier keine Nadeln verwendet, die entsprechenden Stellen werden mit den Fingern (meistens dem Daumen) bearbeitet. Die Akupressur hat zum Ziel, die im Körper fließende Energie zu regulieren und zu harmonisieren. Durch Drücken, Halten und Massieren spezieller Punkte werden Reize ausgesendet, die Schmerzen lindern und Beschwerden entgegenwirken sollen.
Akupressur können Sie selbst ausüben. Die Akupressurpunkte werden in der Regel je Punkt 30 bis 60 Sekunden mit leichtem Druck gehalten. Zusätzlich zu dem Druck kann auch eine leichte kreisende Bewegung ausgeführt werden. Die in der Tabelle aufgeführten Punkte können alle nacheinander bearbeitet werden. Sie können die Punkte dreimal täglich und, wo es möglich ist, auf beiden Körperseiten bearbeiten. Insgesamt sollte die Akupressur nicht länger als 4 Minuten dauern.

Heilsteine

Heilsteine sind Mineralien und Edelsteine. Sie können durch ihre Farben, ihre Formen und ihre Mineralstoffe Reaktionen auslösen, die Körper, Geist und Seele harmonisieren sollen. Heilsteine gibt es in verschiedenen Formen, als Ketten, Armbänder oder Handschmeichler, die in der Hosentasche getragen werden können. Sie werden nach Gefühl ausgewählt (ein Stein ist ausreichend) und direkt auf der Haut getragen. Sie können sie auch auf schmerzende Stellen auflegen. Tragen Sie die Steine nicht rund um die Uhr, legen Sie immer wieder Pausen ein (etwa tagsüber tragen, nachts nicht).

THERAPIEART	MITTEL/ANWENDUNG*
Hashimoto-Thyreoiditis generell	
Homöopathie	Grundsatzmittel Aranea Ichobola D6 + Lachesis D6 (über einen längeren Zeitraum 1 x 5 Globuli täglich)
Schilddrüse generell	
Homöopathie	Calcium carbonicum, Fucus vesiculosus (bei Jodüberempfindlichkeit 1 x 5 Globuli täglich) • Entzündung: Lachesis • Stauungsprozesse: Flor de piedra
Spagyrik	• Entzündungen: Solunat Nr. 3 (Azinat) • Immunfunktion der Milz und psychische Immunblockaden: Solunat Nr. 18 (Splenetik) • Lymphsystem aktivieren: Solunat Nr. 9 (Lymphatik)
Schüßler-Salze	Calcium phosphoricum, Ferrum phosphoricum, Magnesium phosphoricum • chronische Krankheiten: Kalium sulfuricum • entzündlicher Prozess: Kombination Natrium chloratum und Arsenicum jodatum • Stoffwechsel stärken, Entsäuerung: Natrium phosphoricum
Phytotherapie	• leichte Überfunktionssymptome: Teemischung aus Herzgespannkraut, Hopfenzapfen, Wolfstrappkraut, Melissenblättern • nervenstärkend, ausleitend, schmerzstillend, gegen entzündlichen Prozess: Teemischung aus Arnikablüten, Johanniskraut, Kamillenblüten, Queckenwurzelstock, Schafgarbenkraut, Weidenrinde
ätherische Öle	Angelika, Douglasfichte, Fichte, Melisse, Niauli, Patchouli, Thymian, Weihrauch
Akupressur	• Harmonisierung der Schilddrüse: **Lage 1:** in der Vertiefung direkt hinter dem Ohrläppchen **Lage 2:** hinter dem Ende des Kieferknochens

* Für Potenzen/Dosierungen/Anwendungen siehe S. 117–129

THERAPIEART	MITTEL/ANWENDUNG*
	• Stimulierung der Hypophyse: in der Mitte der Stirn (etwa 2 Querfinger über der Nasenwurzel
Heilsteine	Azurit, Natrolith
Akne	
generell	Reinigung mit antibakterieller Seife, danach Gesichtswasser und Tages- bzw. Nachtcreme dünn auftragen • akut: Kombination aus Akne-Gesichtswaschcreme, Akne-Gesichtswasser und Gesichtsöl
Homöopathie	- Arctium Lappa (3), Asteria Rubens, Calcium silicicum (1), Calcium sulphuricum (2), Hepar sulfuris - Arsenum Bromatum Tinktur (2–4 Tropfen täglich in 1 Glas Wasser einnehmen) - **Komplexmittel:** Aknecyl (3 x 5 Trpf. täglich) (1), Argentum/Quarz Globuli velati, Lachesis comp. Globuli velati
Spagyrik	- **äußerlich:** Lunasol Rosenblütenwasser nach der Reinigung, Solunat Nr. 25 (Azinat) als Salbe mehrmals täglich dünn auftragen, alternativ Lunasol Kinderbalsam - **innerlich: Soluna-Kombination:** Solunat Nr. 6 (Dyscrasin), Solunat Nr. 9 (Lymphatik), Solunat Nr. 16 (Renalin), Solunat Nr. 18 (Splenetik)
Schüßler-Salze	Calcium sulfuricum, Ferrum phosphoricum, Kalium chloratum, Silicea
Phytotherapie	- Bittersüßstengel, Erdrauchkraut, Kamillenblüten, Ringelbumenblüten, Stiefmütterchenkraut - **äußerlich:** 1–2 x täglich ein 10-minütiges Gesichtsdampfbad mit Johanniskraut, Kamille, Salbei und Schafgarbe. Danach dünn mit Gesichtsöl einreiben.
Bach-Blüten	Agrimony, Cerato, Holly
ätherische Öle	Immortelle, Kamille blau, Patchouli, Weihrauch, Zypresse

THERAPIEART	MITTEL/ANWENDUNG*
Akupressur	**Lage 1:** unterhalb der Augenmitte und unterhalb des Backenknochens (Jochbein) **Lage 2:** unter dem Ohr in der Mulde hinter dem Kiefer-knochen
Heilsteine	Achat, Covellin, Hemimorphit, Pyrolusit
Angstzustände/Panikattacken	
Homöopathie	- Acidum nitricum, Aconitum napellus (3), Argentum nitricum, Arsenicum album, Calcium carbonicum (2), Glonoinum, Kalium phosphoricum (1) - **Komplexmittel:** Apis regina comp., Arnica/Aurum, Hyoscyamus/Valeriana (1), Bryophyllum comp., Ignatia comp., Nervoregin Tropfen, Nervoregin H Tabletten, Neurodoron, Passiflora Nerventonikum - **Urtinkturen:** Hypericum Urtinktur (1), Lavandula Urtinktur, Passiflora incarnata Urtinktur
Spagyrik	Soluna-Kombination: Solunat Nr. 2 (Aquavit), Solunat Nr. 4 (Cerebretik), Solunat Nr. 14 (Polypathik), Solunat Nr. 17 (Sanguisol)
Schüßler-Salze	Calcium phosphoricum, Kalium phosphoricum, Natrium chloratum, Zinkum chloratum
Phytotherapie	Baldrianwurzel, Hopfenzapfen, Johanniskraut, Kalmus-wurzel, Passionsblumenkraut, Rauwolfiawurzel
Bach-Blüten	Aspen, Cherry Plum, Mimulus, Rock Rose • Angst vor der Angst: Cherry Plum + Aspen
ätherische Öle	Bergamotte, Eisenkraut, Fichte, Römische Kamille, Lavendel, Melisse, Mandarine, Patchouli, Sandelholz, Weihrauch, Zeder
Akupressur	in der Mitte des Brustbeins (vom unteren Ende des Brustbeins 3 Querfinger nach oben)
Heilsteine	Koralle, Rhodonit, Sonnenstein, Sugilith

* Für Potenzen/Dosierungen/Anwendungen siehe S. 117–129

THERAPIEART	MITTEL/ANWENDUNG*
Antriebslosigkeit/Apathie/Lustlosigkeit	
Homöopathie	- Acidum phosphoricum - **Komplexmittel:** Aurum D10/Ferrum sidereum D10 (Ampullen), Daucus comp. (1), Glandula suprarenalis dextra cum Cupro Globuli, Hypericum comp.
Spagyrik	- Aurora-Kombination: Archangelica comp., Gold (morgens), Johanniskraut - Soluna-Kombination: Solunat Nr. 2 (Aquavit), Solunat Nr. 4 (Cerebretik), Solunat Nr. 17 (Sanguisol)
Schüßler-Salze	Kalium chloratum, Kalium phosphoricum, Natrium chloratum
Phytotherapie	Baldrianwurzel, Enzianwurzel, Ginsengwurzel, Hopfenzapfen, Johanniskraut, Rosmarinblätter, Weißdornblätter
Bach-Blüten	Clematis, Hornbeam, Mimulus, Mustard
ätherische Öle	Angelika, Cistrose, Eisenkraut, Immortelle, Melisse, Myrrhe, Pfeffer, Patchouli, Rose, Sandelholz, Wacholder, Zeder, Zirbelkiefer
Akupressur	in der Mitte der Stirn (senkrecht über der Nasenwurzel)
Heilsteine	Ametrin, Apatit, Beryll
Apathie siehe Antriebslosigkeit	
Arthroseneigung	
Homöopathie	- Acidum hydrofluoricum, Calcium fluoratum (2), Harpagophytum (1), Mandragora (3) - **Komplexmittel:** Cartilago comp. (1), Genucyl L - **Urtinktur:** Fraxinus excelsior Urtinktur - **äußerlich:** Harpagophytum-Salbe, Dolocyl-Öl
Spagyrik	Solunat Nr. 3 (Azinat), Solunat Nr. 6 (Dyscrasin)

THERAPIEART	MITTEL/ANWENDUNG*
Schüßler-Salze	Calcium fluoratum, Calcium phosphoricum, Natrium chloratum, Silicea
Phytotherapie	- Brennnesselkraut, Dostenkraut, Hagebuttenschalen, Löwenzahnwurzel mit Kraut, Weidenrinde - **äußerlich:** Eukalyptusöl, Retterspitzumschläge
Bach-Blüten	Rock Water, Oak, Vine, Water Violet, Willow
ätherische Öle	Angelika, Cistrose, Eisenkraut, Fichte, Immortelle
Akupressur	**Lage 1:** 2 Querfinger über Handgelenkmitte (oben) in Richtung Ellbogen **Lage 2:** 4 Querfinger unterhalb der Kniescheibe und 1 Querfinger vom Schienbein nach außen
Heilsteine	Apatit, Euklas, Granat
Augenbeschwerden (Entzündung, Empfindlichkeit, Trockenheit etc.)	
generell	künstliche Tränenflüssigkeit, pflegende Augentropfen, z. B. Conjunctisan B, Vidisic EDO
Homöopathie	- Belladonna, Conium maculatum (1), Euphorbium (3), Euphrasia (2), Graphites, Mercurius, Pulsatilla - **Komplexmittel:** Calendula D4 Augentrpf., Chelidonium RH, Cineraria marit., Pfx. Euphrasia 130 H (1), Naranotox - **Urtinktur:** Euphrasia Urtinktur
Spagyrik	- Bergkristall - Soluna-Kombination: Solunat Nr. 12 (Ophthalmik), Solunat Nr. 17 (Sanguisol) • starker Druck und Hitzegefühl: Augenauflagen mit Solunat Nr. 12 (Ophthalmik; auf feuchtes Tuch träufeln)
Schüßler-Salze	• Bindehautentzündung: Ferrum phosphoricum • Lichtempfindlichkeit: Ferrum phosphoricum, Natrium chloratum, Natrium phosphoricum • Nachtblindheit: Kalium phosphoricum, Natrium chloratum, Natrium sulfuricum, Silicea

* Für Potenzen/Dosierungen/Anwendungen siehe S. 117–129

THERAPIEART	MITTEL/ANWENDUNG*
	• tränende/trockene Augen: Ferrum phosphoricum, Natrium chloratum, Silicea
Phytotherapie	Arnikablüten, Augentrost, Berberitzenfrüchte, Fenchelfrüchte, Habichtskraut, Lavendelblüten, Melissenblätter, Salbeiblätter, Stiefmütterchenkraut (auch als Umschlag)
Bach-Blüten	Rock Water
ätherische Öle	Kamille blau, Lavendel fein
Akupressur	**Lage 1:** unterer Rand Backenknochen (unter Pupille) **Lage 2:** rechts und links in der Vertiefung der Augenhöhle, Übergang Nasenrücken in Nasenwurzel • Bindehautentzündung: **Lage 1:** Vertiefung direkt hinter dem Ohrläppchen **Lage 2:** Handrücken, in der Mulde zwischen Daumen und Zeigefinger
Heilsteine	Augenachat, Bergkristall, Caransit, Chalcedon-Rosetten, Silber
Ausschlag siehe Hautprobleme	
Belastbarkeit gering	
Homöopathie	- Chamomilla (3), Lilium tigrinum (2), Mandragora, Nux vomica, Sepia, Staphisagria (1) - **Komplexmittel:** Hypericum comp. - **Urtinktur:** Chamomilla Urtinktur (1), Lupulus Urtinktur
Spagyrik	Soluna-Kombination: Solunat Nr. 14 (Polypathik), Solunat Nr. 17 (Sanguisol); Kombination: Gold (morgens), Silber (abends), Chamomilla romana
Schüßler-Salze	Kalium phosphoricum, Magnesium phosphoricum
Phytotherapie	Baldrianwurzel, Hopfenzapfen, Johanniskraut, Kava-Kava, Melissenblätter, Rosmarinblätter
Bach-Blüten	Impatiens, White Chestnut

THERAPIEART	MITTEL/ANWENDUNG*
ätherische Öle	Angelika, Eisenkraut, Fichte, Ingwer, Jasmin abs., Lavendel, Lemongrass, Rose, Vanille, Zeder
Akupressur	**Lage 1:** an der Vorderseite des Schienbeins außen (4 Querfinger unterhalb der Kniescheibe) **Lage 2:** in der Mitte des Brustbeins (vom unteren Ende des Brustbeins 3 Querfinger nach oben)
Heilsteine	Beryll, Chalcedon, Heliotrop
Bindehautentzündung siehe Augenbeschwerden	
Blähungen siehe Magen-Darm-Probleme	
Blendungsempfindlichkeit siehe Augenbeschwerden	
Blutdruck hoch siehe Herzprobleme	
Blutdruck niedrig/Ohnmachtsneigung/Puls langsam	
Homöopathie	- Aranea diadema (3), Cactus (2), Crataegus, Digitalis, Veratrum album (1) - **Komplexmittel:** Cardiodoron, Pfx. Scilla 135H, Pfx. Adonis 346H, Wibophorin, Skorodit Kreislauf Globuli velati (1) - **Urtinktur:** Crataegus Urtinktur (1), Rosmarinus Urtinktur • **akut:** Mischung aus Arnica D3 und Veratrum D12
Spagyrik	- Aurora-Kombination: Mistel, Uva-ursi comp., Weißdorn; - Soluna-Kombination: Solunat Nr. 2 (Aquavit), Solunat Nr. 5 (Cordiak), Solunat Nr. 17 (Sanguisol)
Schüßler-Salze	Kalium phosphoricum, Magnesium phosphoricum, Natrium phosphoricum
Phytotherapie	Besenginsterkraut, Ginsengwurzel, Kampfer, Lavendelblüten, Rosmarinblätter, Weißdornblätter, Weißdornblüten
Bach-Blüten	Centaury, Vine
ätherische Öle	Angelika, Bergamotte, Myrrhe, Pfefferminze, Rose, Teebaumöl

* Für Potenzen/Dosierungen/Anwendungen siehe S. 117–129

THERAPIEART	MITTEL/ANWENDUNG*
Akupressur	**Lage 1:** linke Handfläche leicht auf den Hinterkopf legen und 5 x drücken (3 x am Tag) **Lage 2:** auf der Innenseite des Unterschenkels in der Mitte (5 Querfinger oberhalb des Knöchels) **Lage 3:** kleiner Finger innen, direkt neben Fingernagel **Lage 4:** etwa 3 Querfinger neben dem Nacken auf der Schulter (dort, wo das Verspannungsgefühl stark ist)
Heilsteine	Rhodochrosit
Blutdruckschwankungen siehe Herzprobleme	
Cholesterinwerte erhöht siehe Fettleber	
Denkhemmung, Konzentrationsprobleme, Wortfindungsstörungen	
Homöopathie	- Acidum phosphoricum, Aethusa cynapium, Phosphor - **Komplexmittel:** Aurum Apis regina comp. Globuli, Cereginkgo H, Pfx. Crocus 328H, Daucus comp. (1), Naranoselen Dil D6 (nur, wenn kein Selen eingenommen wird)
Spagyrik	Kombination: Bergkristall, Ginkgo, Schisandra
Schüßler-Salze	Ferrum phosphoricum, Kalium phosphoricum, Kalium sulfuricum, Natrium chloratum
Phytotherapie	Enzianwurzel, Ginsengwurzel, Rosmarinblätter
Bach-Blüten	White Chestnut
ätherische Öle	Basilikum, Cajeput, Eisenkraut, Fichte, Lemongrass, Myrte, Rosmarin
Akupressur	**Lage 1:** auf dem Scheitel des Kopfes (hinter den Ohren senkrecht nach oben, Schnittpunkt der beiden »Linien«) **Lage 2:** Schläfenbereich (1 Querfinger neben den Augenbrauen; leichter Druck) **Lage 3:** zwischen Nase und Oberlippe (im oberen Drittel unterhalb der Nase)
Heilsteine	Achat, Amethyst, Saphir, Zinnober

THERAPIEART	MITTEL/ANWENDUNG*
Depression siehe Stimmungsschwankungen	
Durchfall siehe Magen-Darm-Probleme	
Einschlafen der Hände siehe Nervenreizungen	
Eisenmangel	
generell	Blutuntersuchung: Vitamin B12, Folsäure und Intrinsic Factor kontrollieren lassen
Homöopathie	- Arsenicum album, Carbo vegetabilis, China oficinalis, Ferrum metallicum (1), Ferrum phos. (3), Sepia (2) - **Komplexmittel:** Anaemodoron, Iro Elixier H Aufbautonikum (1), Levico, Levico comp. Prunuseisen, Skrofulose N Tabletten - **Urtinkturen:** Absinthium Urtinktur, Rosmarinus Urtinktur, Urtica dioica Urtinktur
Spagyrik	- Soluna-Kombination (als Kur über 3 Monate): Solunat Nr. 3 (Azinat), Solunat Nr. 8 (Hepatik), Solunat Nr. 10 (Matrigen I akt.), Solunat Nr. 17 (Sanguisol), Solunat Nr. 21 (Styptik)
Schüßler-Salze	Calcium phosphoricum, Ferrum phosphoricum, Natrium chloratum
Phytotherapie	schwarze oder dunkelrote Säfte wie Schwarzer Johannisbeersaft oder Holunderbeerensaft (jeweils mit einem Spritzer Zitronensaft und etwas Honig vermischt trinken), Kräuterblutsaft
Bach-Blüten	Chestnut Bud, Hornbeam
Akupressur	am Unterschenkel außen (1 Querfinger neben dem Schienbein, 4 Querfinger unterhalb der Kniescheibe)
Heilsteine	Almandin, Granat, Hämatit, Moqui Marble, Rote Koralle, Tigereisen
Ekzeme siehe Haut- und Schleimhautprobleme	

* Für Potenzen/Dosierungen/Anwendungen siehe S. 117–129

THERAPIEART	MITTEL/ANWENDUNG*
Epstein-Barr-Virus (EBV-Virus) siehe Pfeiffersches Drüsenfieber	
Fettleber/Leberwerte erhöht/Cholesterinwerte erhöht	
Homöopathie	- Carduus marianus, Cholesterinum - **Komplexmittel:** Anagallis comp., Hepagallin N (1), Hepar Hom, Hepar SL forte, Hepatodoron, Taraxacum comp.
Spagyrik	- Aurora-Kombination: Antimon und Silber; - Soluna-Kombination: Solunat Nr. 6 (Dyscrasin), Solunat Nr. 8 (Hepatik) und Solunat Nr. 16 (Renalin)
Schüßler-Salze	Calcium sulfuricum, Kalium chloratum, Natrium sulfuricum
Phytotherapie	Artischocke, Artischockenblätter, Bärlauch, Knoblauch, Löwenzahnkraut, Löwenzahnwurzel, Mariendistelfrüchte, Schafgarbenkraut, Wegwartenwurzel, Zwiebel
Bach-Blüten	Chestnut Bud, Crab Apple, Holly
ätherische Öle	Grapefruit, Patchouli, Rosengeranie, Sandelholz, Wacholder
Heilsteine	Achat, Azurit-Malachit, Chrysoberyll, Granat, Prehnit, Smaragd, Turmalin, Vivianit, Zirkon
Frieren	
Homöopathie	- Camphora, Cuprum metallicum • kalte Hände und Füße: Kalium nitricum - **Komplexmittel:** Hypericum comp. - **äußerlich:** Kupfersalbe rot (Füße dünn einreiben)
Schüßler-Salze	Cuprum arsenicosum, Magnesium phosphoricum (abends 7 Tabletten in 1 Tasse heißem Wasser auflösen und mit Plastiklöffel einnehmen)
Phytotherapie	- Holunderblüten, Holundersaft (warm trinken), Ingwerwurzel, Lindenblüten - **Gewürze:** Kakao, Kardamom, Nelke, Vanille, Zimt

THERAPIEART	MITTEL/ANWENDUNG*
Bach-Blüten	Mustard
ätherische Öle	Fichte, Majoran, Rosmarin, Zirbelkiefer
Akupressur	auf der höchsten Stelle des Schultermuskels (4 Querfinger vom Nacken aus) Achtung: In der Schwangerschaft nur ganz sanft drücken.
Heilsteine	Citrin, Galenit, Labradorit, Obsidian
Gangunsicherheit	
Homöopathie	- Alumina, Rhus toxicodendron, Symphytum - **Urtinktur:** Melilotus Urtinktur
Spagyrik	**äußerlich:** 1–2 x täglich einreiben: Solunat Nr. 28 (Ätherische Essenz 1), Solunat Nr. 29 (Ätherische Essenz 2)
Schüßler-Salze	Calcium phosphoricum, Kalium phosphoricum, Magnesium phosphoricum
Phytotherapie	Beinwellblätter, Beinwellwurzelkraut, Löwenzahnwurzel, Rosmarinblätter, Rosskastaniensamen, Schachtelhalmkraut, Steinkleekraut, Wacholderbeeren
Bach-Blüten	Impatiens, Oak, Water Violet
ätherische Öle	Cajeput, Immortelle, Ingwer, Lorbeer, Mandarine, Rosmarin
Akupressur	neben dem Schienbein außen (4 Querfinger unterhalb der Kniescheibe)
Heilsteine	Natrolith
Gelenk- und Muskelschmerzen	
generell	leichtes körperliches Training (siehe S. 95), Tai Chi, Yoga
Homöopathie	- Calcium fluoratum (1), Calcium phosphoricum (3), Rhus toxicodendron, Symphytum (2) • Muskelentzündung: Lachesis

* Für Potenzen/Dosierungen/Anwendungen siehe S. 117–129

THERAPIEART	MITTEL/ANWENDUNG*
	- **Komplexmittel:** Cartilago comp. Glb. (Gelenkentzündung) - **Urtinktur:** Valeriana Urtinktur
Spagyrik	- Soluna Solunat Nr. 3 Azinat (entzündungshemmend) - **äußerlich:** Lunasol Salbe oder Solunat Nr. 28 (Ätherische Essenz 1), Solunat Nr. 29 (Ätherische Essenz 2); - **innerlich:** Kombination: Beinwell, Koralle, Teucrinum comp.
Schüßler-Salze	Calcium fluoratum, Calcium phosphoricum, Kalium phosphoricum, Natrium phosphoricum, Silicea • **akut:** Ferrum phosphoricum
Phytotherapie	- **äußerlich:** Arnikasalbe, Kampfersalbe, Lunasol Sportsalbe; Umschläge mit Heilerde oder Arnikablüten oder Weidenrindenextrakt oder weißen Senfsamen (Senfumschläge: 4 EL Pulver mit lauwarmem Wasser zu Brei verrühren, 10 Minuten auflegen; max. 4 x täglich und max. 2 Tage anwenden); Heublumenbäder (nicht bei Pollenallergie oder Asthma) Kiefernsprossen als Badezusatz (100 g alkoholischer Extrakt auf 1 Vollbad) - **innerlich:** Tee aus Pappelrinde bzw. Pappelblättern (nicht bei Überempfindlichkeit gegen Pappel anwenden) oder aus Weidenrinde (nicht bei Asthma) Teemischung: Birkenblätter, Fenchelfrüchte, Mädesüßblüte, Schafgarbenkraut, Teufelskrallenwurzel Hagebuttenpulver (1 TL in Joghurt oder Saft 1 x täglich einnehmen)
Bach-Blüten	• chronisch: Gorse • Gelenke generell: Oak • Gelenkschmerzen, -starre: Vine • Muskelverspannung und -verhärtung: Impatiens • Rheuma: Holly • Schulter-Nacken-Verspannungen: Vervain

THERAPIEART	MITTEL/ANWENDUNG*
ätherische Öle	Eukalyptus, Fichtennadeln, Kiefernnadeln
Akupressur	• Gelenkschmerzen: **Lage 1:** Handgelenk innen (2–3 Querfinger über dem Handgelenksknick zum Unterarm hin) **Lage 2:** Handgelenk außen (2–3 Querfinger über dem Handgelenksknick zum Unterarm hin)
Heilsteine	Apatit, Fluorit
Gereiztheit siehe Belastbarkeit gering	
Globusgefühl/Strangulationsgefühl/Schluckbeschwerden	
Homöopathie	- Ignatia, Lachesis, Moschus - **Komplexmittel:** Bryophyllum comp. (1), Pfx. Crocus 328 H, Ignatia comp.
Spagyrik	Archangelica comp.; Soluna-Kombination: Solunat Nr. 4 (Cerebretik), Solunat Nr. 14 (Polypathik)
Schüßler-Salze	Magnesium phosphoricum
Phytotherapie	- **äußerlich:** Johanniskrautöl (Einreibung) - **innerlich:** Johanniskraut, Melissenblätter, Baldrianwurzel
ätherische Öle	Angelika, Bergamotte, Cistrose, Iris, Orange, Rose, Rosengeranie
Akupressur	**Lage 1:** am unteren Ende des Brustbeins (3 Querfinger vom unteren Ende nach oben, etwa in der Mitte) **Lage 2:** zwischen den Augenbrauen an der Nasenwurzel
Heilsteine	Chrysokoll, Lapislazuli, Larimar, Sodalith
Grippeähnliche Infekte (Hals-/Ohrenschmerzen, Schnupfen etc.)	
generell	- Kombination aus antiviralen und antibakteriellen Mitteln, z. B. Metavirulent Tropfen (antiviral) und Angocin Drg. (antibakteriell) - Auf Echinacin und hochdosierte Vitamin-C-Präparate verzichten, sie heizen das Immunsystem zu schnell an.

* Für Potenzen/Dosierungen/Anwendungen siehe S. 117–129

THERAPIEART	MITTEL/ANWENDUNG*
	• 2–3 x täglich Inhalieren (1 TL Meersalz auf 1 l Wasser) • Halswickel: kalten Wodka auf ein Baumwolltuch geben, mit einem Schal am Hals fixieren • Ohrwickel: zerkleinerte Zwiebeln erhitzen und auf ein feuchtes Tuch geben, mit einem Tuch oder Stirnband fixieren • Brustwickel: gekochte Kartoffeln zerdrücken, auf ein Tuch geben, auf die Brust legen, mit Handtuch fixieren
Homöopathie	• eitriger Prozess: Hepar sulfuris • Entzündung: Lachesis • Fieber: Ferrum phosphoricum • Fließschnupfen: Allium cepa • Halsschmerzen, Lymphknotenschwellung: Phytolacca • Kopfschmerzen: Gelsemium • Schnupfen mit Hautreizung/-rötung: Mercurius • stechende Schmerzen im Hals: Apis Es gibt noch eine Vielfalt an Mitteln, die auf die einzelnen Symptome sowie die Befindlichkeit des Patienten abgestimmt werden sollten. - **Komplexmittel:** generell: Ferrum phosphoricum comp. • Ohrenschmerzen: Otofren Tabletten, Otovowen Tropfen • Schnupfen/Sinusitis: Sinupret Dragees
Spagyrik	- Kombination: Capsella comp., Gelsemium comp., Kapuzinerkresse; - Soluna-Kombination: Solunat Nr. 2 (Cerebretik), Solunat Nr. 3 (Azinat), Solunat Nr. 9 (Lymphatik) und Solunat Nr. 15 (Pulmonik)
Schüßler-Salze	• leichtes Fieber bzw. zu Beginn: Ferrum phosphoricum • hohes Fieber: Kalium phosphoricum • dickes, eitriges Sekret: Silicea • weißes/gelbliches Sekret: Calcium sulfuricum

THERAPIEART	MITTEL/ANWENDUNG*
Phytotherapie	• Husten: Plantago-Hustensaft, Prospan-Hustensaft; Teemischung aus max. 7 Pflanzen: Eukalyptusblätter, Eibischwurzel, Eibischblätter, Gundelrebenkraut, Holunderblüten, Huflattichblätter, Isländisch Moos, Lindenblüten, Lungenkraut, Mädesüßblüten, Malvenblätter, Malvenblüten, Salbeiblätter, Spitzwegerichkraut, Thymiankraut
Bach-Blüten	Agrimony, Crab Apple, Holly, Water Violet
ätherische Öle	Angelika, Fichtennadeln, Lavendel, Myrrhe, Pfefferminze, Teebaum, Zirbelkiefer, Zitrone
Akupressur	• Halsschmerzen/Mandelentzündung: **Lage 1:** rechts und links der Nasenflügel, von oben nach unten leicht klopfen **Lage 2:** Stirnmitte vom Haaransatz aus punktuell bis zur Nasenwurzel klopfen **Lage 3:** Handrücken zwischen Daumen und Zeigefinger, leichter Druck und kreisende Bewegung **Lage 4:** Außenseite Daumen, Ansatz des Fingernagels • Husten: **Lage 1:** Daumen von unten an die Nasenflügel, nicht drücken, sondern etwa 5 x klopfen **Lage 2:** Handinnenseite, in der Mitte des Daumenballens. Bei festerem Druck ist der Punkt schmerzhaft. • Schnupfen: **Lage 1:** Handrücken zwischen Daumen und Zeigefinger, leichter Druck und kreisende Bewegung **Lage 2:** zwischen den Augenbrauen, nahe der Nasenwurzel, Druck und leichte Hin- und Herbewegung **Lage 3:** zwischen unterem Ende Nasenflügel und Beginn Oberkiefer
Heilsteine	Baumachat, Lapislazuli, Moldavit, Opalith, Regenwald-Jaspis, Rhyolit

* Für Potenzen/Dosierungen/Anwendungen siehe S. 117–129

THERAPIEART	MITTEL/ANWENDUNG*
Haar- und Nagelprobleme (Haarausfall, trockene Haare, Nägel etc.)	
generell	Haare bürsten statt kämmen, wenig föhnen; Friseure, die mit pflanzlichen Produkten arbeiten, bevorzugen. • Kur gegen Haarausfall, für neues Haarwachstum (während dieser Kur auf Seleneinnahme verzichten): - **innerlich:** 1 x 1 TL Brennnesselsamen in Joghurt oder andere Speise gemischt (2–4 Wochen), Minak TIV Dr. Metz, 1 x 1 Glas nach Packungsbeilage dosieren, bis die Packung zu Ende ist - **äußerlich:** Birkenhaarwasser nach jeder Haarwäsche ins Haar, auf die Kopfhaut sprühen und einmassieren; zusätzlich La Biosthétique Visarome Dynamique R, 1–2 x 1 ½ Pipetten pro Woche nach der Haarwäsche in die Kopfhaut massieren.
Homöopathie	- Acidum fluoricum (3), Silicea (1), Thuja (2), Ustilago mayolis - **Komplexmittel:** Alflüwid H Tabletten
Spagyrik	- **innerlich:** Silber - **äußerlich:** Solunat Nr. 28 (Ätherische Essenz 1) 1–2 x täglich gut einmassieren
Schüßler-Salze	Calcium phosphoricum, Magnesium phosphoricum, Natrium phosphoricum, Silicea
Phytotherapie	- **äußerlich:** Birkenhaarwasser - **innerlich:** Tee aus Kamillenblüten, Schachtelhalmkraut, Pappelknospen, Tormentillwurzelstock
Bach-Blüten	Agrimony, Beech, Impatiens, Rock Water
Halsschmerzen siehe Grippeähnliche Infekte	
Hände kribbeln siehe Nervenreizungen	
Hände zittern siehe Nervosität	

THERAPIEART	MITTEL/ANWENDUNG*
Haut- und Schleimhautprobleme (Juckreiz, Veränderungen etc.)	
generell	»Eingangspforten« pflegen (siehe S. 99)
Homöopathie	- **äußerlich:** Calcea Wund- und Heilcreme, Calendula-Essenz, Dermatodoron-Salbe, Equisetum-Essenz, Rosatum-Heilsalbe - **innerlich:** Calcium carbonicum, Calendula (1), Hamamelis (Juckreiz), Hepar sulfuris, Psorinum (3), Silicea (2), Sulphur (niedrig dosieren, kann verschlimmern)
Spagyrik	Clematis comp., Solunat Nr. 6 (Dyscrasin)
Schüßler-Salze	Calcium fluoratum, Silicea • Juckreiz: Magnesium phosphoricum • Neigung zu Entzündung: Ferrum phosphoricum
Phytotherapie	- **äußerlich:** feuchte Umschläge aus Arnikablüten, Hamamelisblättern, Hamamelisrinde, Walnussblättern; Teilbad mit Walnussblättern - **innerlich:** Teemischung aus Kamillenblättern, Hamamelisblättern, Huflattichblättern, Melissenblättern, Odermennigkraut, Schafgarbenkraut
Bach-Blüten	Agrimony, Beech • Bindegewebe stärken: Hornbeam • Hautirritation: Cerato, Impatiens • trockene Haut/Schleimhaut: Rock Water
ätherische Öle	Cistrose, Lavendel, Myrrhe, Rose, Zitrone • Juckreiz: Kamille, Lavendel, Teebaum
Akupressur	**Lage 1:** vom Bauchnabel 4 Querfinger schräg nach unten Richtung Beckenknochen
Heilsteine	Amethyst, Fluorit, Rosenquarz

* Für Potenzen/Dosierungen/Anwendungen siehe S. 117–129

THERAPIEART	MITTEL/ANWENDUNG*
Heiserkeit/raue Stimme	
Homöopathie	- Alumina, Argentum nitricum, Aurum triphyllum (3), Lachesis (2), Phosphorus, Phytolacca (1), Verbascum - **Komplexmittel:** Larynx comp. (1), Anis-Pyrit, Pyrit/Zinnober - **Urtinkturen:** Euphrasia Urtinktur, Salvia Urtinktur (1) • akut: Pfx. Paris 165 • länger anhaltend: Pfx. Arum Triph 147 H
Spagyrik	- Kombination: Gold, Silber - Soluna-Kombination: Solunat Nr. 3 (Azinat), Solunat Nr. 15 (Pulmonik) - **äußerlich:** Solunat Nr. 29 (Ätherische Essenz 2)
Schüßler-Salze	• akut: Ferrum phosphoricum • länger anhaltend: Calcium phosphoricum
Phytotherapie	Arnikablüten, Bibernellwurzel, Eibischwurzel, Heidelbeeren, Kamillenblüten, Salbeiblätter, Spitzwegerichkraut, Thymiankraut, Thymianpulver, Wollblumen
Bach-Blüten	Agrimony, Crab Apple, Holly
ätherische Öle	Eukalyptus, Kamille blau, Nelkenknospe, Niauli, Teebaum (2 Tropfen in 1 Glas Wasser; gurgeln, nicht schlucken)
Akupressur	direkt unterhalb des Brustbeins in der Magengrube 2–4 x kurz und kräftig drücken
Heilsteine	Disthen, Lapislazuli, Sodalith
Heißhunger siehe Stoffwechsel verlangsamt	
Herzprobleme/Blutdruck hoch/Blutdruckschwankungen	
generell	regelmäßig leichter Ausdauersport, salzarme Ernährung, Entgiftung und Ausleitung (siehe S. 90, 106)

THERAPIEART	MITTEL/ANWENDUNG*
Homöopathie	- Cactus (1), Crataegus, Crocus, Kalmia (2), Lachesis - **Komplexmittel:** Aurum/Stibium/Hyoscyamus Globuli velati, Thyreoidinum H Tropfen (nur bei Schilddrüsenüberfunktion) • ausleitend: Derivatio H • harmonisierend: Naranocor HM, Stibium/Hyoscyamus Globuli velati • akute Unruhe: Passiflora incarnata • Brustbeklemmung: Pfx. Crataegus 138 • nervöse Herzbeschwerden: Apis Aurum regina comp., Nervoregin H • Herzklopfen: Rauwolsan HOM • Herzklopfen, Herzangst: Aurum/Lavandula comp. • Herzrhythmusstörung: Extrasystolie Convallaria • Herzschmerz und Unruhegefühl: Passiflora incarnata • hoher Blutdruck: Viscum album, Wibophorin • niedriger Blutdruck: Veratrum
Spagyrik	- Tartarus, Weißdorn - Kombination: Gold, Silber; - Soluna-Kombination: Solunat Nr. 4 (Cerebretik), Solunat Nr. 5 (Cordiak) und Solunat Nr. 17 (Sanguisol) • akute Beklemmung: Solunat Nr. 14 (Polypathik)
Schüßler-Salze	Calcium phosphoricum, Kalium phosphoricum, Magnesium phosphoricum
Phytotherapie	• Herzbeschwerden ohne organische Ursache: Adoniskraut, Herzgespannkraut, Maiglöckchenkraut, Meerzwiebel, Melissenblätter, Rosmarinblätter, Weißdornblätter, Weißdornblüten • hoher Blutdruck: Ginsengwurzel, Kampfer, Lavendelblüten, Rosmarinblätter
Bach-Blüten	Centaury, Vine, White Chestnut
ätherische Öle	Angelika, Fichte, Manuka, Melisse, Niauli, Patchouli, Thymian, Weihrauch

* Für Potenzen/Dosierungen/Anwendungen siehe S. 117–129

THERAPIEART	MITTEL/ANWENDUNG*
Akupressur	**Lage 1:** in der Magengrube, unterhalb des Brustbeins (leichter Druck) **Lage 2:** in der Mitte des linken Ellbogengelenks auf der Arminnenseite beginnen und bis zur Achselhöhle jeweils 1 Querfingerbreit nach oben drücken **Lage 3:** auf der Innenseite des Unterarms, Mitte, 2–3 Querfinger vom Handgelenk weg
Heilsteine	rosa Chalcedon, Opal, Orangencalcit, Pietersit, Pinkopal, Rosenquarz
Hornhautentzündung (Auge) siehe Augenbeschwerden	
Hörvermögen nachlassend siehe Ohrprobleme	
Husten siehe Grippeähnliche Infekte	
Jodallergie/Jodüberempfindlichkeit	
generell	Jod weitestgehend meiden (siehe S. 94) Falls nach 4–6 Wochen keine Besserung eingetreten ist, wenden Sie sich an Ihren Therapeuten.
Homöopathie	• akut: Histaminum D200 (einmalig 3 Globuli)
Schüßler-Salze	Arsenicum jodatum D6 (1 x 2 Tabletten täglich)
Juckreiz siehe Haut- und Schleimhautprobleme	
Karpaltunnelsyndrom	
generell	Oftmals werden die Symptome eines Karpaltunnelsyndroms von Verspannungen, Verhärtungen oder Reizungen der Schulter- und Nackenmuskulatur verursacht. Vor einer Operation sollte unbedingt eine Überlastung in diesem Bereich abgeklärt werden, evtl. helfen Massagen, Akupunktur oder Laser-/Wärmebehandlungen.
Homöopathie	- Calcium phosphoricum (3), Hypericum (1), Rhus toxicodendron, Ruta, Symphytum (2) - **Komplexmittel:** Arnica/Symphytum comp.

THERAPIEART	MITTEL/ANWENDUNG*
Schüßler-Salze	Calcium fluoratum, Calcium phosphoricum, Silicea
Phytotherapie	Arnikablüten, Beinwell, Birkenblätter, Eschenblätter, Hagebuttenschalen, Steinkleekraut, Weidenrinde
Bach-Blüten	Beech, Impatiens, Rock Water, Vine, Willow
Akupressur	**Lage 1:** in der Mitte der Handgelenksfalte, Innenseite **Lage 2:** in der Mitte der Handgelenksfalte, Außenseite Kräftiger Druck, dabei langsam und tief atmen, ca. 1 Minute drücken, dann ca. 1 Minute nur noch leicht halten
Kloßgefühl (Hals) siehe Globusgefühl	
Knochenschmerzen siehe Gelenk- und Muskelschmerzen	
Konzentrationsprobleme siehe Denkhemmung	
Kopfschmerzen (siehe auch Nackenschmerzen und Gripp. Infekte)	
generell	Ruhe, viel trinken, evtl. starker Kaffee mit Zitrone, Schläfen mit Japanischem Minzöl einreiben, viel frische Luft, Wärme auf den Nacken (soweit sie gut tut)
Homöopathie	- Cimicifuga, Chelidonium (2), Gelsemium (1), Iris, Nux vomica (3), Sanguinaria, Spigelia - **Komplexmittel:** Biodolor, Kephalodoron (1), Ferrum/Quarz Kps., Secale/Quarz Globuli velati - **Urtinktur:** Melilotus Urtinktur
Spagyrik	- **äußerlich:** Solunat Nr. 28 (Ätherische Essenz I) in Schläfen, Stirn und Nacken massieren - **innerlich:** Soluna-Kombination: Solunat Nr. 4 (Cerebretik), Solunat Nr. 10 (Matrigen I akt.), Solunat Nr. 14 (Polypathik) und Solunat Nr. 18 (Splenetik); Aurora-Kombination: Pestwurz, Schisandra und Immergrün

* Für Potenzen/Dosierungen/Anwendungen siehe S. 117–129

THERAPIEART	MITTEL/ANWENDUNG*
Schüßler-Salze	• akut: Cuprum metallicum, Magnesium phosphoricum und Magnesium sulfuricum (je 5 Tabletten in heißem Wasser auflösen, mit Plastiklöffel auslöffeln) • chronisch: Calcium phosphoricum, Ferrum phosphoricum, Kalium phosphoricum, Natrium chloratum
Phytotherapie	französisches Eisenkraut, Ginkgoblätter, Melissenblätter, Pfefferminzblätter, Weidenrinde
ätherische Öle	Pfefferminze, Teebaumöl
Akupressur	**Lage 1:** beide Ohrläppchen gleichzeitig so fest wie möglich zwischen Daumen und Zeigefinger pressen **Lage 2:** Unterarm Innenseite (3 Querfinger oberhalb der Handgelenksfurche in der Mitte des Arms) **Lage 3:** Hinterkopf rechts und links der Wirbelsäule, unterhalb der Schädelbasis in der Vertiefung zwischen den großen senkrechten Nackenmuskeln
Heilsteine	Analcim, Pietersit, Magnesit • chronisch: Dioptas

Leberwerte erhöht siehe Fettleber

Leistungsfähigkeit (geistig, körperlich) vermindert siehe Belastbarkeit

Lichtempfindlichkeit siehe Augenbeschwerden

Lustlosigkeit siehe Antriebslosigkeit bzw. Sexuelle Unlust

Lymphknoten, geschwollen

Homöopathie	- Apis mellifica, Barium carbonicum, Phytolacca - **Komplexmittel:** Apis Belladonna Globuli velati (1), Argentum Quarz, Lactopurum - **Urtinktur:** Geranium robertianum Urtinktur - **äußerlich:** Lymphomyosot-Salbe • eitriger Prozess: Hepar sulfuris

THERAPIEART	MITTEL/ANWENDUNG*
Spagyrik	Soluna-Kombination: Solunat Nr. 6 (Dyscrasin), Solunat Nr. 9 (Lymphatik), Solunat Nr. 14 (Polypathik)
Schüßler-Salze	Ferrum phosphoricum, Kalium chloratum, Natrium phosphoricum, Natrium sulfuricum
Phytotherapie	Birkenblätter, Löwenzahnkraut, Löwenzahnwurzel, Queckenwurzelstock, Sanikelkraut, Schafgarbenkraut, Schlüsselblumenblüten
Bach-Blüten	Crab Apple, Pine, Water Violet
ätherische Öle	Fichte, Grapefruit, Rosengeranie, Rosmarin, Myrte, Teebaum
Heilsteine	Baryt, Chalcedon, Girasol, Moosachat
Magen-Darm-Probleme/Übelkeit	
Homöopathie	- Argentum nitricum (1), Arsenicum album (2), Magnesium phos., Nux vomica (3), Quarz, Sepia, Staphisagria - **Komplexmittel:** Gentiana Magen Globuli velati, Melissa comp. - **Urtinktur:** Gentiana Urtinktur • akut: Amara Tropfen • chronisch: Digestodoron • Blähungen: Asa foetida, Gentiana Urtinktur • Durchfall: Arsenicum album, Carbo vegetabilis, • Übelkeit: Ipecacuanha, Jalapa comp., Veratrum album Jalapa comp. • Verstopfung: Alumina, Natrium muriaticum
Spagyrik	- Aurora-Kombination: Filix mas comp., Kalmus, Melisse; - Soluna-Kombination: Solunat Nr. 2 (Aquavit), Solunat Nr. 19 (Stomachik 1)
Schüßler-Salze	Kalium chloratum, Kalium sulfuricum • Blähungen: Magnesium phosphoricum mit Natrium sulfuricum • Durchfall: Ferrum phosphoricum

* Für Potenzen/Dosierungen/Anwendungen siehe S. 117–129

THERAPIEART	MITTEL/ANWENDUNG*
	• Durchfall und Verstopfung im Wechsel: Ferrum phosphoricum mit Natrium sulfuricum • Übelkeit: Kalium phosphoricum • Verstopfung: Kalium chloratum
Phytotherapie	• Blähungen: Anisfrüchte, Enzianwurzel, Fenchelfrüchte, Kümmelfrüchte, Löwenzahn • Durchfall: Brombeerblätter, Eichenrinde, Flohsamen, Frauenmantel, Heidelbeeren, Odermenningkraut, Uzarawurzel • Verstopfung: Aloe, Andornkraut, Flohsamen, Leinsamen, Rhabarber, Sennesblätter, Sennesfrüchte
Bach-Blüten	Chicory, Crab Apple, Holly
ätherische Öle	Anis, Basilikum, Bergamotte, Ingwer, Lavendel fein, Orange, Pfefferminze; bei Blähungen zusätzlich Cherry Plum
Akupressur	**Lage 1:** an der Innenseite der Fußsohle (1 Daumenbreit hinter dem Fußballen) **Lage 2:** zwischen großer und zweiter Zehe **Lage 3:** am Bauch (2 Querfinger unterhalb des Nabels)
Heilsteine	Bergkristall, Carneol, Citrit, brauner und gelber Jaspis, rosa Moosachat

Mandelentzündung siehe Grippeähnliche Infekte

Menstruationsbeschwerden siehe Zyklusstörungen

Müdigkeit siehe Stoffwechsel verlangsamt

Muskelprobleme siehe Gelenk- und Muskelschmerzen

Nackenverspannung/Nackenschmerzen

generell	regelmäßige Rückenmassagen, Rückengymnastik, Rückenschwimmen; im übertragenen Sinn: sich nicht alles »auf die Schultern laden«.

THERAPIEART	MITTEL/ANWENDUNG*
Homöopathie	- Rhus toxicodendron, Zincum metallicum - **Komplexmittel:** - **äußerlich:** Birken-Rheumaöl mit Arnika (1), Cera/Aesculus comp. Unguentum-Salbe - **innerlich:** Arnica e planta tota Globuli velati (1), Lactopurum Chiroplexan H - **Urtinktur:** Hypericum Urtinktur, Valeriana Urtinktur (1)
Spagyrik	- **innerlich:** Soluna-Kombination: Solunat Nr. 6 (Dyscrasin), Solunat Nr. 10 (Matrigen I akt.) - **äußerlich:** Soluna-Kombination: Solunat Nr. 28 (Ätherische Essenz 1), Solunat Nr. 29 (Ätherische Essenz 2) plus Johanniskrautöl mehrmals am Tag in die schmerzende Stelle einmassieren
Schüßler-Salze	Calcium phosphoricum, Ferrum phosphoricum, Kalium sulfuricum
Phytotherapie	Arnikablüten, Birkenblätter, Bittersüßstengel, Johanniskraut, Mädesüßblüten, Mädesüßkraut, Weidenrinde
Bach-Blüten	Impatiens, Oak, Rock Water, Vervain
ätherische Öle	**äußerlich:** Massageöl aus Grapefruit, Immortelle, Pfeffer und Rosmarin, je 10–12 Tropfen auf 50 ml neutrales Öl (z. B. Mandelöl, Jojobaöl)
Akupressur	**Lage 1:** in der Mitte zwischen Halsansatz und Schultern ca. 1 Daumenbreit Richtung Rücken **Lage 2:** auf der Außenseite des Oberarms in der Mitte auf gut spürbarem Muskelband (6 Querfinger unterhalb des Schultergelenks) **Lage 3:** am Hinterkopf, rechts und links der Wirbelsäule unterhalb der Schädelbasis in der Vertiefung zwischen den großen senkrechten Nackenmuskeln
Heilsteine	Coelestin, Euklas, Meteorite

Nagelprobleme siehe Haut- und Nagelprobleme

* Für Potenzen/Dosierungen/Anwendungen siehe S. 117–129

THERAPIEART	MITTEL/ANWENDUNG*
Nasenschleimhaut, geschwollen	
generell	tägliche Nasenspülungen mit Meersalz; Nasenbalsam (auch mit Mentholzusatz erhältlich); siehe auch Grippeähnliche Infekte
Nervenreizungen/Zahnprobleme/Kribbeln, Einschlafen der Hände	
Homöopathie	- Aconitum (2), Arsenicum album, Hypericum (1), Secale cornutum (3) - **Komplexmittel:** Aconitum/Nicotiana comp., Apis regina comp. (1), Biodolor, Naranotox comp., Zincum val. - **Urtinktur:** Chamomilla Urtinktur, Hypericum Urtinktur (1), Valeriana Urtinktur
Spagyrik	- Aurora-Kombination: Avena comp., Melissa comp. und Rosenquarz (für Männer) bzw. Silber (für Frauen); - Soluna-Kombination: Solunat Nr. 4 (Cerebretik), Solunat Nr. 14 (Polypathik), Solunat Nr. 17 (Sanguisol), - **äußerlich:** Solunat Nr. 28 (Ätherische Essenz 1)
Schüßler-Salze	Calcium phosphoricum, Kalium phosphoricum, Magnesium phosphoricum, Zinkum chloratum
Phytotherapie	Baldrianwurzel, Enzianwurzel, Fichtennadelöl, Ginsengwurzel, Hopfenzapfen, Johanniskraut, Rosmarinblätter
Bach-Blüten	Impatiens, Pine
ätherische Öle	Fichtennadelöl, Römische Kamille, Myrte, Pfefferminze, Rosmarin, Vetiver, Zimtrinde
Akupressur	**Lage 1:** Zeigefinger am äußeren Rand des Nagelansatzes mit dem Daumennagel massieren **Lage 2:** zwischen großer und zweiter Zehe am Anfang des Fußrückens
Heilsteine	Achat, Halit, Hiddenit, Onyx, Sonnenstein, Sugilith

THERAPIEART	MITTEL/ANWENDUNG*
Nervosität/Innere Unruhe/Übererregtheit/Zittern der Hände	
Homöopathie	- Agaricus (2), Argentum nitricum (1), Kalium bromatum (3), Tarantula - **Komplexmittel:** Avena comp./Bryophyllum comp. (1), Avena sativa comp., Bodival H, Nervoregin, Passiflora Nerventonikum • Nervenschwäche: Lavandula Urtinktur • Überempfindlichkeit der Sinne: Valeriana Urtinktur • Überforderung: Avena sativa Urtinktur
Spagyrik	- Kava-Kava - Aurora-Kombination: Avena comp., Melissa comp., Rosenquarz (für Männer) bzw. Silber (für Frauen)
Schüßler-Salze	Calcium phosphoricum, Cuprum arsenicosum, Kalium phosphoricum, Magnesium phosphoricum, Natrium chloratum
Phytotherapie	Baldrianwurzel, Hopfenzapfen, Kava-Kava, Lavendelblüten, Melissenblätter, Passionsblumenkraut, Pomeranzenschalen, Rauwolfiawurzel
Bach-Blüten	Chestnut Bud, Impatiens, Olive, Rock Rose, Walnut, White Chestnut
ätherische Öle	Angelika, Basilikum, Bergamotte, Eisenkraut, Römische Kamille, Lavendel fein, Petit Grain
Akupressur	**Lage 1:** zwischen den Augenbrauen, 1 Querfinger nach oben **Lage 2:** Brustbein (vom unteren Ende 3 Querfinger nach oben)
Heilsteine	Ametrin, Aragonit, Beryll, Falkenauge, Heliotrop, Pietersit, Zinnober

* Für Potenzen/Dosierungen/Anwendungen siehe S. 117–129

THERAPIEART	MITTEL/ANWENDUNG*
Ödeme	
Homöopathie	- Apis (3), Apocynum (2), Arsenicum album (1), Digitalis - **Komplexmittel:** Pfx. Apisinum 360, Pfx. Apocynum 238H, Lymphomyosot (1), Nephrolithol H, Renes/ Borago comp. Globuli velati - **Urtinktur:** Equisetum arvense Urtinktur - **äußerlich:** Cuprum/Quarz comp. Unguentum-Salbe • Quincke-Ödem: Apis mellifica, Melilotus Urtinktur
Spagyrik	Aesculus comp.; Soluna-Kombination: Solunat Nr. 14 (Polypathik) und Solunat Nr. 16 (Renalin); Solunat Nr. 9 (Lymphatik) ergänzend bei Störung des Lymphabflusses • Quincke-Ödem: Soluna-Kombination: Solunat Nr. 14 (Polypathik), Solunat Nr. 16 (Renalin)
Schüßler-Salze	Natrium chloratum, Natrium phosphoricum, Natrium sulfuricum
Phytotherapie	Buchweizenkraut, Goldrutenkraut, Mäusedornwurzelstock, Rosmarinblätter, Steinkleekraut
Bach-Blüten	Pine, Water Violet
Akupressur	**Lage 1:** 2 Querfinger unterhalb des Nabels **Lage 2:** auf der Innenseite des Unterschenkels, unterhalb der Vorwölbung des Knies (Mitte)
Heilsteine	Anhydrit, Chalcedon
Ohnmachtsneigung siehe Blutdruck	
Ohrprobleme (Ohrgeräusche, Tinnitus, Schwerhörigkeit)	
Homöopathie	- Chininum sulfuricum, Lachesis, Phosphorus - **Komplexmittel:** Ginkgo Dryopteris comp. (1), Otofren Tabletten, Viscum album HM

THERAPIEART	MITTEL/ANWENDUNG*
Spagyrik	Soluna-Kombination: Solunat Nr. 4 (Cerebretik), Solunat Nr. 9 (Lymphatik), Solunat Nr. 17 (Sanguisol)
Schüßler-Salze	Calcium fluoratum, Calcium phosphoricum, Ferrum phosphoricum, Kalium chloratum, Natrium sulfuricum, Silicea
Phytotherapie	Arnikablüten, Buchweizenkraut, Immergrünkraut, Ginkgoblätter, Holunderblüten, Steinkleekraut
Bach-Blüten	Vervain
ätherische Öle	Fichte, Kardamom, Majoran, Rosmarin, Vetiver, Zimtrinde, Zirbelkiefer
Akupressur	**Lage 1:** neben der Nasewurzel, links und rechts an der Innenseite der Augenbrauen (leichter Druck mit leichter Hin- und Herbewegung) **Lage 2:** am Beginn des Nasenbeins einmal kurz und fest drücken **Lage 3:** zwischen Innenknöchel und Achillessehne in der Mitte in der Vertiefung (nicht nach dem 3. Schwangerschaftsmonat bearbeiten)
Heilsteine	Chalcedon-Rosetten, Onyx
Panikattacken siehe Angstzustände	
Pfeiffersches Drüsenfieber (EBV-Virus)	
Homöopathie	Calcium carbonicum in Kombination mit Epstein-Barr-Virus-Nosode-Tropfen und Lachesis • akut: Engystol Tabletten, Metavirulent Tropfen
Phytotherapie	Cistus incanus (Cistrose)
Bach-Blüten	Water Violet
ätherische Öle	Angelika, Cistrose, Eisenkraut, Fichte, Melisse, Niauli, Rose, Teebaum, Zitrone
Heilsteine	Baryt, Chrysokoll, Lapislazuli, Silber

* Für Potenzen/Dosierungen/Anwendungen siehe S. 117–129

THERAPIEART	MITTEL/ANWENDUNG*
Pigmentflecken	
Es ist mir kein Mittel bekannt, das Pigmentflecken komplett verschwinden lässt. Hilfe können folgende Mittel bringen:	
Homöopathie	Acidum hydrofluoricum, Silicea
Schüßler-Salze	Silicea
Bach-Blüten	Beech
Psychische Wechselbäder siehe Stimmungsschwankungen	
Puls langsam siehe Blutdruck niedrig	
Ruhetremor siehe Nervosität	
Quincke-Ödem siehe Ödeme	
Reizbarkeit siehe Belastbarkeit gering	
Schlaflosigkeit siehe Nervosität	
Schleimhautprobleme siehe Hautprobleme	
Schluckbeschwerden siehe Globusgefühl und Grippeähnliche Infekte	
Schnupfen siehe Grippeähnliche Infekte	
Schwäche, körperlich	
Homöopathie	- Arsenicum album (1), Acidum phosphoricum (2), China, Ginseng, Kalium chloratum (3) - **Urtinkturen:** Imperatoria Urtinktur (1), Rosmarinus Urtinktur, Taraxacum Urtinktur, Urtica dioica Urtinktur
Spagyrik	- Aurora-Kombination: Archangelica comp., Bergkristall, Gold, Silber, dazu Smaragd (reguliert) bzw. Schisandra (stärkt); - Solunat Nr. 2 (Aquavit)
Schüßler-Salze	Calcium fluoratum, Calcium phosphoricum, Silicea

THERAPIEART	MITTEL/ANWENDUNG*
Phytotherapie	Colasamen, Eleutherococcus-senticosus-Wurzel, Ginkgoblätter, Ginsengwurzel, Johanniskraut, Mateblätter, Melissenblätter, Rosmarinblätter
Bach-Blüten	Centaury, Clematis, White Chestnut
ätherische Öle	Angelika, Douglasfichte, Manuka, Melisse, Patchouli
Akupressur	an der Vorderseite der beiden Schienbeine, außen (4 Querfinger unterhalb der Kniescheibe)
Heilsteine	Andalusit, Erdbeerquarz, Thulit, Turmalin, Vivianit
Schwerhörigkeit siehe Ohrprobleme	
Schwindel	
Homöopathie	- Argentum nitricum, Calcium carbonicum, Cocculus (1), Conium maculatum (3), Veratrum album (2), Viscum album (auch als Tropfmischung Viscum album HM oder Urtinktur) - **Komplexmittel:** Aurum valeriana Globuli velati, Melissa/Sepia comp. Globuli velati, Vertigoheel Tabletten (1)
Spagyrik	Solunat Nr. 2 (Aquavit)
Schüßler-Salze	Ferrum phosphoricum, Natrium sulfuricum
Phytotherapie	Ginkgoblätter (als Kapseln, Tropfen oder Teemischung); ein Versuch lohnt sich auch mit Ingwer
Bach-Blüten	White Chestnut
ätherische Öle	Fichte, Rosmarin, Niauli, Melisse
Akupressur	**Lage 1:** an der Innenseite des Unterschenkels (4 Querfinger oberhalb des Knöchels, mittig) **Lage 2:** am Hinterkopf, gleich unterhalb des Schädelknochens rechts und links der Wirbelsäule
Heilsteine	Pietersit

* Für Potenzen/Dosierungen/Anwendungen siehe S. 117–129

THERAPIEART	MITTEL/ANWENDUNG*
Sehstörungen/Sehschwäche	
generell	tägliches »Augenkreisen« üben: bewusst in alle Richtungen blicken (ganz langsam, 3 x in jede Richtung)
Homöopathie	- Atropinum (1), Carboneum sulfuratum, Cina, Cyclamen (3), Euphrasia (2) - **Komplexmittel:** Cerebrum A comp., Chelidonium comp. Augentropfen - **Urtinktur:** Euphrasia Urtinktur
Spagyrik	Bergkristall; Soluna-Kombination: Solunat Nr. 12 (Ophthalmik), Solunat Nr. 17 (Sanguisol)
Schüßler-Salze	Calcium fluoratum, Kalium phosphoricum
Phytotherapie	Augentrost, Berberitzenfrüchte, Habichtskraut
Bach-Blüten	Agrimony, Mimulus, Pine
Heilsteine	Augenachat, Bergkristall
Sexuelle Unlust/Sexuelles Verlangen gering	
generell	• Einengende Kleidung, mangelnde Bewegung, schlechte Haltung, Verspannungen im Brust- und Schulterbereich, emotionale Belastung und Frustration können zu Verspannungen im Becken- und Unterleibsbereich führen. Werden diese Verspannungen gelöst, können sich Empfindungen wieder frei entfalten. • Fußsohlen und Beckenbereich mit Kupfersalbe rot einreiben
Homöopathie	- Acidum fluoratum (1), Cantharis (2), Graphites (3), Nux vomica - **Komplexmittel:** Pfx. Fraxinus 339H, Naranofen H Trpf. (1)
Spagyrik	- Aurora Basiskur 1: 4 Elemente plus Quinta Essentia; - Soluna-Kombination: Solunat Nr. 2 (Aquavit), Solunat Nr. 4 (Cerebretik)

THERAPIEART	MITTEL/ANWENDUNG*
Schüßler-Salze	Kalium phosphoricum, Kalium sulfuricum
Phytotherapie	Damianablätter, Johanniskraut, Rosenblätter, Rosenknospen
Bach-Blüten	Crab Apple, Holly, Pine, Rock Rose
ätherische Öle	- Bergamotte, Lemongrass, Neroli, Patchouli - Massage der Fußsohlen, des Beckenbereichs und des Damms mit Rosenöl
Akupressur	**Lage 1:** 4 Querfinger rechts und links der Wirbelsäule in Höhe des Nabels **Lage 2:** hinter dem Knöchel, innen, Richtung Achillessehne (diesen Punkt nicht in der Schwangerschaft bearbeiten) **Lage 3:** Becken, Leistenfalte Mitte (nur leicht drücken)
Heilsteine	Feueropal, Granat, Kupfer, Rosenquarz, Turmalin, Apophyllit
Stimme rau siehe Heiserkeit	
Stimmungsschwankungen/Depression/Psychische Wechselbäder	
generell	Sport, psychotherapeutische Gesprächsführung
Homöopathie	- Acidum phos. (1), Aurum metallicum (3), Calcium phos., Ignatia (1), Hypericum, Natrium chloratum - **Komplexmittel:** Aurum Apis regina comp. (1), Bryophyllum argento cultum, Hypericum Auro cultum (rezeptpflichtig), Melissa Sepia comp., Neurodoron - **Urtinktur:** Absinthum Urtinktur
Spagyrik	- Aurora-Kombination: Archangelica comp., Avena comp., Melissa comp. und Valeriana comp.; - Soluna-Kombination: Solunat Nr. 2 (Aquavit), Solunat Nr. 4 (Cerebretik); Lunasol Raumspray
Schüßler-Salze	Kalium phosphoricum, Natrium chloratum

* Für Potenzen/Dosierungen/Anwendungen siehe S. 117–129

THERAPIEART	MITTEL/ANWENDUNG*
Phytotherapie	Baldrianwurzel, Hopfenzapfen, Johanniskraut, Lavendelblüten, Melissenblätter, Passionsblumenkraut
Bach-Blüten	Clematis, Elm, Gentian, Hornbeam, Scleranthus, Star of Bethlehem, Wild Rose
ätherische Öle	Bergamotte, Eisenkraut, Lemongrass, Rose
Akupressur	**Lage 1:** Ellenbogenknick innen, komplett **Lage 2:** vom Nabel 4–5 Querfinger schräg nach links oben **Lage 3:** in der Mitte des Brustbeins, 3 Querfinger über dem unteren Knochenende (nicht zu fest auf den Knochen drücken)
Heilsteine	Amazonit, Citrin, Falkenauge
Stuhlgang siehe Magen-Darm-Probleme	
Stoffwechsel verlangsamt/Gewichtszunahme/Müdigkeit	
generell	Entgiftung, Ausleitung und Antipilzkur (siehe S. 106), Bewegung, Ernährungsumstellung
Homöopathie	- Antimonium crudum, Phytolacca - **Komplexmittel:** Carpellum Mali comp., Cichorium Stanno cultum, Hepagallin N (1), Hepatodoron; 4–6-Wochen-Kur: Pfx. Spongia 153 Tropfen mit Pfx. Fucus 335 Tabletten - **Urtinktur:** Taraxacum Urtinktur • Heißhunger: Ignatia, Natrium muriaticum
Spagyrik	- Aurora-Kombination: Antimon, Löwenzahn, Uva ursi comp. - Soluna-Kombination (als 8-Wochen-Kur): Solunat Nr. 1 (Alcangrol), Solunat Nr. 6 (Dyskrasin), Solunat Nr. 9 (Lymphatik), Solunat Nr. 19 (Stomachik I)
Schüßler-Salze	Calcium sulfuricum

THERAPIEART	MITTEL/ANWENDUNG*
Phytotherapie	Queckenwurzelstock, Schafgarbenkraut
Bach-Blüten	Hornbeam, Pine, White Chestnut
ätherische Öle	Anis, Angelika, Kardamom, Pfefferminze
Akupressur	zwischen den Augenbrauen 2 Querfinger nach oben
Heilsteine	Astrophyllit, Granat, Rhodolith

Strangulationsgefühl siehe Globusgefühl

Tinnitus siehe Ohrprobleme

Übelkeit siehe Magen-Darm-Beschwerden

Unruhe, innere siehe Nervosität

Verdauungsprobleme siehe Magen-Darm-Beschwerden

Verstopfung siehe Magen-Darm-Beschwerden

Wassereinlagerung siehe Ödeme

Wortfindungsstörungen siehe Denkhemmung

Zittern der Hände siehe Nervosität

Zyklusstörungen, Menstruationsbeschwerden

Homöopathie	- Agnus castus, Natrium chloratum, Sepia - **Komplexmittel:** Melissa/Sepia comp., Naranofem H, Ovaria/Argentum, Ovaria comp. (1), Pflügers Frauentonikum HM • zu schwache Blutung: Aristolochia clematitis, Pfx. Mitchella 33RN • zu starke Blutung: Pfx. Erigeron 209; Marmor D6/ Stibium D6 (Ampullen) - **Urtinkturen:** Alchemilla Urtinktur (1), Millefolium Urtinktur

* Für Potenzen/Dosierungen/Anwendungen siehe S. 117–129

THERAPIEART	MITTEL/ANWENDUNG*
Spagyrik	- Aurora-Kombination: Gänsefingerkraut, Frauenmantel, Schafgarbe, Kupfer; - Soluna-Kombination: Solunat Nr. 4 (Cerebretik), Solunat Nr. 10 (Matrigen I akt.)
Schüßler-Salze	Calcium phosphoricum, Magnesium phosphoricum • Zwischenblutungen: Kombination aus Calcium fluoratum, Magnesium phosphoricum und Silicea
Phytotherapie	Taubnesselblüten, Mönchspfefferkraut, Mönchspfefferfrüchte • Krämpfe: Frauenmantelkraut, Gänsefingerkraut, Kamillenblüten • schmerzhafte Krämpfe: Schafgarbenkraut, Schneeballbaumrinde
Bach-Blüten	Chicory, Pine, Rock Rose, Walnut
ätherische Öle	Anis, Bergamotte, Fenchel, Majoran, Neroli, Rosengeranie, Ylang-Ylang
Akupressur	• Krämpfe: am Kreuzbein an der Basis der Wirbelsäule, direkt über dem Steißbein (ca. 2 Min. fest drücken) • Krämpfe und unregelmäßiger Zyklus: **Lage 1:** ca. 3 Querfinger unterhalb des Nabels **Lage 2:** ca. 4 Querfinger unterhalb des Nabels
Heilsteine	Amazonit, Chrysokoll, Malachit, Mondstein, Pyrit, Zirkon

aktives Schilddrüsenhormon: freie, ungebundene Form des Schilddrüsenhormons (fT3/fT4), das im Blut aktiv ist

Antigene: Substanzen des Körpers, die die Bildung von Antikörpern anregen

Antikörper: spezielle Eiweiße im Körper, die eine Abwehrfunktion haben und die Immunzellen beim Schutz des Körpers unterstützen

Antioxidanzien: Stoffe, die in bestimmten Nahrungsmitteln enthalten sind, schützen Körperzellen und gelten als Radikalenfänger.

Autoimmunerkrankung: chronische Krankheit, die durch einen »Fehler« im Organismus verursacht wird, durch den die natürlichen Killerzellen des → Immunsystems nicht mehr nach körperfremden Erregern suchen, sondern das eigene, gesunde Gewebe angreifen

Autoimmune Thyreoiditis: autoimmune Entzündung der Schilddrüse, z. B. Hashimoto-Thyreoiditis, Morbus Basedow

Blutsenkung: Bluntuntersuchung, die auf eine Entzündung im Körper hinweist

Botenstoffe: Stoffe (z. B. Hormone), die innerhalb des Körpers Informationen übermitteln

C-Zellen: Zellen der Schilddrüse, die das Hormon → Kalzitonin produzieren

EBV-Virus: Epstein-Barr-Virus, Erreger des → Pfeifferschen Drüsenfiebers

echoarm: bei einer Ultraschalluntersuchung angezeigte dunkle, wenig aktive Bereiche (z. B. bei einer entzündeten Schilddrüse)

echoreich: bei einer Ultraschalluntersuchung angezeigte helle, aktive Bereiche (z. B. bei einer gesunden Schilddrüse)

endokrine Drüse: Hormondrüse, die ihre Hormone in den Körper (Blutkreislauf) abgibt

Epstein-Barr-Virus: → EBV-Virus

freie Radikale: Sauerstoffmoleküle, die bei der Energiegewinnung im Körper entstehen und Körperzellen schädigen können

fT4/fT3: freies, ungebundenes und aktives Schilddrüsenhormon

genetische Disposition: erbliche Veranlagung

Hormon: körpereigener Botenstoff

Hypophyse: Hormondrüse im Gehirn, steuert → endokrine Drüsen

Hypothalamus: Steuerstelle im Gehirn, betrifft Hypophyse und automatische Körperfunktionen (z. B. Hunger, Schlaf)

Immunsystem: körpereigenes Abwehrsystem

Jodallergie: allergische Reaktion nach Jodaufnahme

Kalzitonin: Hormon der Schilddrüse, das mit dem → Parathormon an der Regulation des Kalziumhaushalts beteiligt ist

Lymphozyten: weiße Blutkörperchen, die das Abwehrsystem des Körpers unterstützen

MAK-Antikörper: → TPO-Antikörper

Morbus Basedow: autoimmune Schilddrüsenerkrankung, die meist mit Symptomen der Schilddrüsenüberfunktion und hervortretenden Augen einhergeht

Nebenschilddrüse: Hormondrüse (Kalziumhaushalt)

Parathormon: Hormon der Nebenschilddrüse, das mit → Kalzitonin an der Regulation des Kalziumhaushalts beteiligt ist

Pfeiffersches Drüsenfieber: Virusinfektion, die durch den Erreger → EBV verursacht wird

Radiojodtherapie: Strahlentherapie mit radioaktivem Jod zur gezielten, operationsfreien Zerstörung der Schilddrüse

Schilddrüsenhormone: von der Schilddrüse produzierte Hormone Thyroxin (T4), Trijodthyronin (T3) und Kalzitonin

Schilddrüsenüberfunktion: durch zu viel Schilddrüsenhormone beschleunigte Körperfunktionen, wie z. B. Herzrasen, hoher Blutdruck, Durchfall

Schilddrüsenunterfunktion: durch zu wenig Schilddrüsenhormone verlangsamte Körperfunktionen, die sich z. B. in Müdigkeit, Herzstolpern, niedrigem Blutdruck, Verstopfung äußern

Szintigramm: Bilddarstellung, z. B. der Schilddrüse, unter Einfluss radioaktiver Medikamente oder Strahlung

T4/T3: gebundene, inaktive Schilddrüsenhormone

Tg-AK: Thyreoglobuline Antikörper, die bei Hashimoto typischerweise erhöht sind.

Thyreoiditis: Entzündung der Schilddrüse

Thyreostatika: Arzneimittel gegen Schilddrüsenüberfunktion

TPO-Antikörper: Thyreoperoxidase Antikörper, die bei Hashimoto typischerweise erhöht sind.

TRAK-Antikörper: Antikörper, die bei Morbus Basedow typischerweise erhöht sind.

Transportproteine: Eiweißkörper im Blut mit Transportfunktion

TRH: Hormon des → Hypothalamus, steuert die → TSH-Ausschüttung der Hypophyse.

TSH: Hormon der → Hypophyse, stimuliert die Schilddrüse zur Produktion von T4 und T3.

Bücher, die weiterhelfen

Aschenbrenner, Eva: Die Kräuterapotheke Gottes, Sammeln und Anwenden. Franckh-Kosmos Verlag, Stuttgart

Brakebusch, Dr. med. Leveke/Heufelder, Prof. Dr. med. Armin: Leben mit Hashimoto-Thyreoiditis, Ein Ratgeber. Verlag W. Zuckerschwerdt GmbH, Kornwestheim

Grillparzer, Marion: GLYX-Kompass. GRÄFE UND UNZER VERLAG, München

Hainbuch, Dr. Friedrich: Progressive Muskelentspannung. Inklusive CD zum Üben. GRÄFE UND UNZER VERLAG, München

Hay, Louise L.: Gesundheit für Körper & Seele. Ullstein Verlag, Berlin

Heepen, Günther H.: Schüßler-Salze. Der große GU Ratgeber. GRÄFE UND UNZER VERLAG, München

Pilaske, Rita: Heilkräuter Tee. Bewährte Teemischungen für alle Fälle. Verlag AV Buch, Wien

Samel, Gerti/Krähmer, Barbara: Die heilende Energie der ätherischen Öle. Aromaöle für Körper und Seele nutzen, ganzheitliche Duftberatung von A bis Z. Südwest Verlag, München

Schmidt, Sigrid: Bach-Blüten für innere Harmonie. GRÄFE UND UNZER VERLAG, München

Sommer, Sven: Homöopathie. Alltagsbeschwerden selbst behandeln. Der große GU Kompass. GRÄFE UND UNZER VERLAG, München

Trökes, Anna: Yoga für den Rücken. Inklusive CD zum Üben. GRÄFE UND UNZER VERLAG, München

Vollmer, Joachim Bernd: Gesunder Darm, gesundes Leben. Knaur Verlag, München

Wagner, Dr. Franz: Akupressur, GU Kompass. GRÄFE UND UNZER VERLAG, München

Wolffskeel von Reichenbert, Angelika: Deine Nahrung sei dein Heilmittel, Ernährung im Biorhythmus. Mankau Verlag, Murnau

Internetadressen, die weiterhelfen

www.jodmangel.de: Informationen zum Thema Jod und Jodmangel vom Arbeitskreis Jodmangel
www.forum-schilddruese.de: Informationen zum Thema Schilddrüse und Expertensprechstunde des Forums Schilddrüse e. V.
www.schilddruesenliga.de: Dachverband der Selbsthilfegruppen für Schilddrüsenkranke und deren Angehörige – Schilddrüsen-Liga Deutschland e. V.
www.schilddruese.de: Selbsthilfeorganisation mit Schwerpunkt Schilddrüsenerkrankungen bei Kindern – Die Schmetterlinge e. V.
www.schilddruesenexperten.de: Datenbank der Schilddrüsenexperten in Deutschland

Dank

Ein ganz herzlicher Dank geht an den GRÄFE UND UNZER VERLAG in München, der sich entschieden hat, diesem spezifischen Thema eine Chance zu geben. Insbesondere gilt mein Dank hier Frau Fellenberg und meiner Lektorin Frau Köhn. Tausend Dank an Jo, Manuel und Sandra, meine Eltern und meinen Bruder, die mir immer zur Seite stehen. Vielen lieben Dank auch an Andreas Köllner, Dr. med. Matthias Weber, H. Immich, Patrick Schüttler, V. Rosival, M. Amann, Heike Döschner, Conny K., Yasar Ö., Barbara W., Marion B., Tina H., Rita R., Sandra H., Claire A., Yvonne B., Marian W. für das Zurechtrücken im rechten Moment, Trostspenden zum passenden Zeitpunkt und die Unterstützung in allen Lebenslagen. Meinen beiden Chefs, all meinen Freunden und lieben Kolleginnen danke ich für ihr Verständnis und ihre Wärme, ihr wisst, wer gemeint ist. Ich bedanke mich bei all meinen Lesern.

Birgit Weber

Projektleitung: Barbara Fellenberg
Lektorat: Gertrud Köhn
Umschlaggestaltung und Layout: independent Medien-Design, Horst Moser, München
Herstellung: Renate Hutt
Satz: Gertrud Köhn
Reproduktion: Repro Ludwig, Zell am See
Druck und Bindung: GGP Media GmbH, Pößneck

Bildnachweis:
Alle Illustrationen von Detlef Seidensticker, München; Cover: Artwork von independent Medien-Design

ISBN 978-3-8338-2135-6
1. Auflage 2012

Die GU-Homepage finden Sie im Internet unter www.gu.de

Wichtiger Hinweis
Die Gedanken, Methoden und Anregungen in diesem Buch stellen die Erfahrung bzw. Meinung der Autorin dar. Sie wurden von ihr nach bestem Wissen erstellt und mit größtmöglicher Sorgfalt geprüft. Dennoch können nur Sie selbst entscheiden, ob die hier geäußerten Vorschläge und Ansichten auf Ihre eigene Lebenssituation übertragbar und für Sie passend sind. Weder Autorin noch Verlag können für eventuelle Nachteile oder Schäden, die aus den im Buch gegebenen praktischen Hinweisen resultieren, eine Haftung übernehmen.

GRÄFE UND UNZER

Ein Unternehmen der
GANSKE VERLAGSGRUPPE

DAS ORIGINAL MIT GARANTIE

Unsere Garantie

Alle Informationen in diesem Ratgeber sind sorgfältig und gewissenhaft geprüft. Sollte dennoch einmal ein Fehler enthalten sein, schicken Sie uns das Buch mit dem entsprechenden Hinweis an unseren Leserservice zurück. Wir tauschen Ihnen den GU-Ratgeber gegen einen anderen zum gleichen oder ähnlichen Thema um.

Liebe Leserin und lieber Leser,

wir freuen uns, dass Sie sich für ein GU-Buch entschieden haben. Mit Ihrem Kauf setzen Sie auf die Qualität, Kompetenz und Aktualität unserer Ratgeber. Dafür sagen wir Danke! Wir wollen als führender Ratgeberverlag noch besser werden. Daher ist uns Ihre Meinung wichtig. Bitte senden Sie uns Ihre Anregungen, Ihre Kritik oder Ihr Lob zu unseren Büchern. Haben Sie Fragen oder benötigen Sie weiteren Rat zum Thema? Wir freuen uns auf Ihre Nachricht!

Wir sind für Sie da!
Montag – Donnerstag: 8.00 – 18.00 Uhr;
Freitag: 8.00 – 16.00 Uhr

Tel.: 0180 - 5 00 50 54*
Fax: 0180 - 5 01 20 54*
E-Mail:
leserservice@graefe-und-unzer.de

*(0,14 €/Min. aus dem dt. Festnetz/ Mobilfunkpreise maximal 0,42 €/Min.)

P.S.: Wollen Sie noch mehr Aktuelles von GU wissen, dann abonnieren Sie doch unseren kostenlosen GU-Online-Newsletter und/oder unsere kostenlosen Kundenmagazine.

GRÄFE UND UNZER VERLAG
Leserservice
Postfach 86 03 13
81630 München